TRADITIONELLE AKUPUNKTUR:

DAS GESETZ DER FÜNF ELEMEN

DIANNE M. CONNELLY

TRADITIONELLE AKUPUNKTUR:

DAS GESETZ DER FÜNF ELEMENTE

Titel der Originalausgabe:
Traditional Acupuncture: The Law of the Five Elements.
Erschienen bei: The Centre for Traditional
Acupuncture Inc., The American City Building, Columbia, Maryland
21044, U.S.A.

Aus dem Amerikanischen von Bruno Endrich

Siebte Auflage 1994

Titelbild: John Levering
Typographie und Graphik: Norbert Becke
Satz: Plejaden Verlag, Berlin
Datenkonvertierung: Verlag Konstanze Freihold, Berlin
Gesamtherstellung: Fuldaer Verlagsanstalt

Das Buch kann direkt vom Verlag Bruno Endrich, Klingenweg 20/1, 69118 Heidelberg, bezogen werden durch Überweisung von DM 27,– (enthält Porto und Verpackung) auf das Konto 222 379-754 Postgiro Karlsruhe BLZ 660 100 75

ISBN 3-926656-00-X

Diese Arbeit widme ich

meinem Mentor und Lehrer
Professor J.R. Worsley

und

meiner Mutter
Irene M. Connelly

Für

Bob Duggan
Blaize Connelly-Duggan
Jade Connelly-Duggan
die mich lieben

Ch'i Po sagte: *Das Höchste in der Heilkunst kann erreicht werden, wenn es Einheit gibt.*

Der Gelbe Kaiser fragte: *Was ist unter Einheit zu verstehen?*

Ch'i Po antwortete: *Wenn der Geist der Menschen verschlossen ist und der Weisheit nicht zugänglich, bleiben sie an Krankheiten gebunden. Ihre Gefühle und Sehnsüchte sollten erforscht und kundgetan werden, ihren Wünschen und Ideen sollte gefolgt werden. Dann wird sich zeigen, daß jene blühen und gedeihen, die Geist und Energie ausgebildet und bewahrt haben, während jene zugrunde gehen, die ihren Geist und ihre Energie verlieren.*

— Aus einem Dialog zwischen Ch'i Po, einem Meister der Akupunktur, und dem Gelben Kaiser, entnommen dem chinesischen Klassiker *Huang Ti Nei Ching Su Wên.*

INHALT

VORWORT ZUR DEUTSCHEN AUSGABE

In weniger als 15 Jahren wird das 20. Jahrhundert zu Ende gehen; das Jahr 2000 steht vor der Tür. Wenn unsere Nachkommen in 500 Jahren auf dieses 20. Jahrhundert zurückblicken — wie werden sie dann wohl darüber erzählen? Wir haben viele Kriege und zwei Weltkriege erlebt. Wir haben in unserer Technologie und in unserer Kommunikation große Fortschritte erzielt. Unsere Lebensweise hat sich gegenüber früheren Jahrhunderten entschieden gewandelt. Wir reisen sehr viel, und wir reisen in geographischen und in zeitlichen Dimensionen. Dieses Jahrhundert ist — davon bin ich fest überzeugt — das Jahrhundert des Internationalismus.

Niemand wird bestreiten, daß wir mehr und mehr den Sinn von Grenzen in Frage stellen. Und nicht nur von politischen oder geographischen, sondern auch von psychologischen Grenzen. Was in Tokio passiert, können wir zur gleichen Zeit in New York oder Berlin erfahren; was in New York geschieht, wird sich auch in Paris und London ereignen. Musik, Mode, Kunst, Architektur, Ernährung — was sich an irgendeinem Ort der Erde entwickelt, ist auch für die Menschen in anderen Teilen der Welt von Bedeutung; Information ist eine Frage des Überlebens geworden. Die Japaner in aller Welt verfolgen gespannt die Wetterberichte von Oklahoma, denn 95% ihrer Soja-Bohnen stammen aus dieser Region. Genauso sorgen sich die Kaffeetrinker um die Kaffeebohnen. Und ob wir ein Auto besitzen oder nicht — wir müssen uns über die politische Situation in den erdölproduzierenden Ländern Gedanken machen. Ob es uns gefällt oder nicht, in diesem Jahrhundert haben wir den Provinzialismus überwunden; unsere Lebensgrundlage ist jetzt der Internationalismus.

So gehört auch eine Philosophie nicht nur dorthin, wo sie herkommt; sie gehört nicht einem bestimmten Publikum. Wir müssen unsere Weisheiten austauschen; nichts gehört allein dem Osten oder dem Westen. Man kann eine Kultur aus einem fremden Boden aufgreifen und übernehmen; sie kann auch anderswo wachsen, reifen und geerntet werden.

Dianne Connelly's Buch über das Gesetz der Fünf Elemente ist ein Teil dieser großen Kultur-Metamorphose; es drückt eine sehr östliche Weltanschauung aus. Es stellt eine Theorie dar, die in der östlichen Geschichte gewachsen und gereift ist. Diese Theorie läßt viele Fragen unbeantwortet — gerade auch in dieser Hinsicht ist das Buch sehr östlich. Wir Menschen aus dem Osten lassen die Ideen offen, um sie lebendig in die Praxis zu tragen und weiterzuentwickeln.

Das Werk von Dianne Connelly ist großartig und tiefgreifend. Es wird westliche Menschen anregen, sich mit östlicher Philosophie zu beschäftigen; Dianne Connelly öffnet die Tür zu diesem Weg in einer Weise, die dem westlichen Leser verständlich wird.

Ich bin davon überzeugt, daß unsere Arbeit über die östlichen und westlichen Grenzen hinauswachsen muß und auch wird. Auf diesem Weg kommt uns das nächste Jahrhundert schon entgegen.

Liebe und Gesundheit
Wataru Ohashi

New York, im April 1987

VORWORT

Ich habe mir immer gewünscht, eine Heilerin zu werden. Als ich 10 Jahre alt war, starb mein Vater an einem Hirntumor, der erst diagnostiziert wurde, als er eines Tages auf einer Reise weit weg von zu Hause "heimgesucht" wurde. Damals drängte sich die Krankheit mit Macht in mein Leben — wie eine Axt in einen Baum, und ich fühlte, daß ich von nun an die Wege der Gesundheit ergründen und mein Leben ihnen widmen müßte. Ich war eine begeisterte Leserin und in meiner frühen Jugend ziemlich angetan von Dr. Thomas Dooley — ich erinnere mich noch gut an einen Satz, den Dr. Albert Schweitzer einmal an ihn schrieb: *»Ich weiß nicht, was Ihre Zukunft sein wird, aber dies eine weiß ich genau — Sie werden immer Freude haben, wenn Sie den Weg des Dienens einschlagen und ihm folgen.«*

Auf der High-School beteiligte ich mich an einer Arbeitsgemeinschaft für angehende Medizinstudenten; ein Dr. James Mishkin nahm sich meiner an, ich durfte ihn auf seinen Visiten begleiten und mit ihm und seinen Patienten sein. Ich begann, mehr und mehr von Krankheit und ihrer Zerstörungskraft im Leben der Menschen zu verstehen.

Am College belegte ich medizinische Vor-Kurse und studierte Biologie; in meinem dritten Studienjahr ging ich dann nach Rom an eine internationale Einrichtung. Dort besuchte ich ein Seminar über vergleichende Religionswissenschaft und Philosophie; und ich begann, das Leben, die Welt und ihre Menschen in einer anderen Weise anzuschauen, in einer integrierten, weniger aufgesplitterten Sichtweise, durch die mir die wechselseitige Verbundenheit der Lebenserscheinungen klarer wurde.

Ich studierte Philosophie und Theologie und erwarb einen akademischen Grad..., wobei es mir weiter unklar blieb, wie ich eine Heilerin werden sollte. Es schien mir so, daß jedes Fach, das ich studierte — Biologie, Psychologie, Philosophie —, mir nur Ausschnitte des Lebens vermitteln konnte, während ich nirgends einen wirklichen Einblick in die Gesamtheit eines einzelnen Menschen erhielt. Ich studierte Psychologie und Anthropologie und erwarb den akademischen Grad eines M.A. Noch immer suchte ich nach einer ganzheitlichen Sichtweise — bis dahin vergeblich. Die westliche Medizin erschien mir so auf die Anatomie, die Psychologie auf die Gefühle fixiert, ich aber wollte einen Weg, der alles miteinander verbindet. Weil ich mir meinen Lebensunterhalt verdienen mußte, belegte ich einen Ausbildungskurs in Montessori-Pädagogik und unterrichtete dann zwei Fünfjährige in einem Bronx-Head-Start-Programm. Diese Kleinen lehrten mich mehr über das Leben eines menschlichen Wesens als irgendein Kurs, den ich zuvor belegt hatte. Ich konnte ihre Lebenskraft erfahren, sie in den Armen halten und ihre Wut, ihre Tränen und ihr Lachen spüren. Und dennoch fühlte ich, daß ich keine Handhabe besaß, Gesundheit in Begriffe zu fassen und sie anzuwenden. Ich wollte einfach näher an das Leben heran — wollte vor allem mehr erfahren über andere Denk- und Anschauungsweisen.

Zusammen mit meinem Freund Bob Duggan bereiste ich den Orient, um Leute zu finden, die mich etwas über die menschlichen Fähigkeiten und den Prozeß der Gesundheit lehren könnten. Dies führte mich über den Fernen Osten rund um die Erde — auf einem Weg, der im nachhinein als wohlangelegt erscheint — bis an die Türschwelle von Professor J.R. Worsley in Kenilworth, England: Ein zehntägiger Aufenthalt in einem Krankenhaus in Singapore, um herauszufinden, was die heftigen Unterleibsschmerzen und die Kopfschmerzen in der Stirn waren, blieb ohne Ergebnis; Gerüchte über einen Akupunktur-Lehrer in England und ein College; mein Bedürfnis, meinem Leben privat und beruflich eine Richtung zu geben: all das führte mich zu der Erfahrung der Traditionellen Akupunktur.

Ich wurde untersucht und behandelt. Ich fühlte mich damals sehr erbärmlich und innerlich reizbar, ich hatte Kopfschmerzen, Menstruationsbeschwerden und Unterleibsschmerzen. Ich war durchaus skeptisch, fühlte mich aber sehr erleichtert und dankbar, daß ich so behandelt wurde, als wären meine Leiden irgendwie zusammenhängend und echt. Nach der ersten Behandlung hatte ich ein bewegendes Erlebnis von fließender Energie, einer Wiederbelebung meiner Seele. Gleichzeitig bekam ich aber auch sehr starke Krämpfe — schlimmer als alle Menstruationsbeschwerden, die ich je gehabt hatte. Mit ziemlichen Befürchtungen ging ich zu Dr. Worsley zurück zu meiner zweiten Behandlung. Er nahm meine Pulse und beschrieb mir meine Krämpfe bis hin zu ihrem genauen Zeitpunkt. Ich konnte mir nicht vorstellen, wie er das wissen konnte, ohne daß ich es ihm erzählt hätte. Ich dachte, er müsse ein Hexenmeister sein, der über magische Kräfte verfügt; bis ich anfing, die diagnostische Arbeit der Traditionellen Akupunktur zu studieren. Ich hatte auch weiterhin meine Zweifel, und die Nadeln gefielen mir nicht sehr (der Gedanke an sie war stets das Schlimmste), doch ich begann mich dermaßen wohl zu fühlen in mir selbst, daß ich zugeben mußte, daß mir etwas Gutes geschah. Ich war nicht mehr so gereizt und hatte keine Schmerzen mehr. Ich fing an, die Welt zu lieben. Als Dr. Worsley mir mehr über seine Arbeit erzählte, erkannte ich, daß ich das gefunden hatte, was ich mein ganzes Leben lang gesucht hatte: einen Beruf und eine Lebensweise, in denen die gesamte Persönlichkeit betrachtet und gewürdigt wird; eine Heilmethode, die die Körpergeistseele nicht in Abschnitte einteilt. An jenem Tag weinte ich.

Das war im Herbst. Im darauffolgenden Frühling begann mein offizielles Studium am College für Chinesische Akupunktur in England bei Professor Worsley.

Dianne M. Connelly

Columbia, Maryland, November 1975

EINLEITUNG

Die Traditionelle Akupunktur entstand in China vor ungefähr 5000 Jahren. Es ist ein umfassendes System von Untersuchung, Diagnose und Behandlung. Anfangs betrachtete man sie als vorbeugende Heilkunde, zur Ausbildung und Erhaltung der Gesundheit. Im Westen haben wir fast ausschließlich von der Akupunktur als einer Narkosemethode erfahren. Diese ist eine vergleichsweise moderne Entwicklung; sie untersucht die Beziehung zwischen Westlicher Chirurgie und Östlicher Schmerzerleichterung. Eine andere Form der Akupunktur, von der wir des öfteren hören, bezeichnet man als symptomatische Akupunktur. Es ist eine Erste-Hilfe-Technik, die vorübergehend schmerzlindernd wirken kann, ohne jedoch der Ursache auf den Grund zu gehen. Diese Form wird auch als die Methode der Barfuß-Ärzte oder die Behandlung nach Schema F bezeichnet.

Von der traditionellen Form der Akupunktur hören wir nur selten. Es ist über sie sehr viel Verworrenes geschrieben worden und sehr wenig, was umfassend informierte. Lehrbücher und Zeitschriften-Artikel hierüber werden in der Art eines Kochbuchs verfaßt: es werden die einzelnen Bestandteile des Rezepts aufgeführt, über den Hintergrund und die Erfahrungen, die an die Mahlzeit geknüpft sind, wird aber nicht viel gesprochen.

In diesem Lehrbuch soll die Heilkunst der Traditionellen Akupunktur umfassend dargestellt und unterschieden werden von der symptomatischen Richtung und von der Anwendung als Narkosemethode. Es soll ein brauchbares Begriffssystem zur Verfügung gestellt werden, mit dem diese Art der Heilkunde beurteilt werden kann. Es wird der Prozeß von Untersuchung, Diagnose und Behandlung erklärt und verschiedene Fallstudien beschrieben. Das Neue dieses Buches ist nicht sein Inhalt, sondern dessen Synthese und Darstellung — einer Östlichen Heilkunst für eine Westliche Kultur. Als ich es schrieb, mußte ich meine eigene Vorstellungskraft entwickeln und erweitern.

Die Traditionelle Akupunktur ist eine Heilkunst und eine Wissenschaft, die uns lehrt, wie der ganze Mensch als Körpergeistseele zu verstehen ist, wie man das Zustandekommen von Gesundheit und Krankheit erkennt, und wie man im Einzelfall die Wiederherstellung der verlorengegangenen Gesundheit in Angriff nimmt. Der wesentliche Unterschied zwischen der Westlichen Medizin und der Östlichen Heilkunde besteht in dem grundlegenden Konzept der Chinesen von der Lebenskraft, der Ch'i-Energie, die harmonisch und ausgeglichen in uns fließt. Diese Harmonie, diese Ausgeglichenheit, das ist Gesundheit. Wenn die Lebenskraft nicht in der richtigen Weise fließt, entstehen Disharmonie und Unausgeglichenheit. Das ist Krankheit.

In der Regel erfahren wir durch ein Symptom, das wie ein Notsignal funktioniert, daß wir krank sind. Dieses Signal sagt uns, daß etwas falsch ist. Vielleicht fühlen wir die Störung als Migräne, als Magengeschwür, zeitweilige Depressionen, Arthritis, Schlaflosigkeit oder als sonstige Beschwerden. Aus der Sicht der Chinesen deuten diese Symptome auf eine Störung irgendwo im Fluß der Ch'i-Energie hin. Wir könnten meinen, das Symptom sei die Störung selbst und so versuchen, es zu entfernen — was allerdings aus der Perspektive der Traditionellen Akupunktur nichts anderes wäre, als wenn man ein aufleuchtendes Licht im Auto einfach verdecken würde, obwohl es lediglich eine Störung anzeigt. Man wird das Problem nicht los, indem man das Symptom kaschiert.

In der Traditionellen Akupunktur wird eine vollständige Untersuchung durchgeführt unter Verwendung des diagnostischen Handwerkszeuges der chinesischen Heilkunde, um den Zustand der Ch'i-Energie zu beurteilen und die Ursache der Krankheit zu ermitteln. Dieses Handwerkszeug berücksichtigt alles, was es über einen Menschen zu sagen gibt: den Klang der Stimme, die Farbnuancen des Gesichts, die vorherrschende Gemütsverfassung, die Temperatur und die Beschaffenheit der Haut, die Gangart und die Körperhaltung, die Entwicklungsgeschichte in der Kindheit, die bevorzugten Geschmacksrichtungen, die besten und die schlechtesten Zeiten des Tages, die Träume, den Appetit und die Ernährung, das Schlafverhalten, die Tätigkeit von Blase und Darm, die sexuelle Energie, die Belastung innerhalb der Familie und am Arbeitsplatz, die Schärfe der Sinne, die persönlichen Gewohnheiten und die Hobbies. Dies ist keine vollständige Aufzählung, doch sie vermittelt einen Eindruck, wie umfangreich die Informationen sind, die in der Traditionellen Akupunktur für eine richtige Diagnose der Krankheit eines Menschen erforderlich sind. Das wichtigste Handwerkszeug in diesem Prozeß ist die Puls-Diagnose.

Jedes Organ ist mit einem Puls verbunden und mit weiteren Lebensaspekten: einem Gefühl, einem Geschmack, einer Farbe, einer Tageszeit, einer Jahreszeit, einem Geruch, einem Klang, einem Sinnesorgan, einer Körperöffnung, einem Meridian, in dem die Ch'i-Energie fließt, usw. (siehe die Kapitel über die Entsprechungen der Elemente). Sehr oberflächlich betrachtet heißt das, wenn eine Person eine Unausgeglichenheit im Fluß der Ch'i-Energie hat, die die Nieren kontrolliert, dann wird sie vielleicht auch damit verbundene Symptome aufweisen, z.B. heftiges Verlangen nach Salz, übersteigerte Furcht, eine Vorliebe für oder eine Abneigung gegen die Farbe Blau, einen Mangel an Willenskraft, Probleme mit den Ohren, eine Abscheu vor kaltem Wasser, sexuelle Unzulänglichkeiten, Schmerzen entlang demjenigen Meridian, der die Nieren kontrolliert. Jedes Organ hat seine Entsprechungen. Zwei Menschen können die gleichen oder ähnliche Symptome aufweisen, trotzdem sind Diagnose und Behandlung völlig unterschiedlich.

Wir bringen ständig das zum Ausdruck, was in uns passiert. In der Untersuchung fragen wir danach und verwenden diese Informationen als Grundlage für die Diagnose. Dabei gibt es eine grundsätzliche Annahmne: daß wir gesund sein wollen, also harmonisch und ausgeglichen in uns selbst und in unserem Lebenswandel, und daß die Körpergeistseele alles, was sie kann, tun wird, um das zu erreichen. Eine Akupunktur-Behandlung stellt die Ordnung wieder her und gleicht die Ch'i-Energie aus. Sie kann dann wieder klar und ungehindert fließen, so daß die Körpergeistseele sich selbst heilen kann. Die Traditionelle Akupunktur behandelt den Menschen, nicht die Krankheit.

Das Lehrbuch beginnt mit einer Einführung in die Fünf Elemente und ihre Entsprechungen. Das bildet die Grundlage der Kenntnisse, die zum Verständnis dessen erforderlich sind, wie die Chinesen die Beziehung der Elemente zu Gesundheit und Krankheit sehen.

In den folgenden Kapiteln werden jedes einzelne der Fünf Elemente und die Entsprechungen in ihren spezifischen Ausprägungen behandelt: die Elemente — Holz, Feuer, Erde, Metall, Wasser; und die Entsprechungen — Farbe, Jahreszeit, Organ, Tageszeit, Himmelsrichtung, Geschmack, Körperöffnung, Sinnesorgan, Körperflüssigkeit, Gefühl, Klang der Stimme, Körperteil, äußeres Körpermerkmal, Fähigkeit, Geruch, Klima/Witterungsart, Lebensaspekt, Träume, Getreide, Frucht, Fleisch, Gemüse, Zahl, Musiknote, Meridiane, Pulse.

Es folgt ein Abschnitt über die Untersuchung. Darin wird das Verfahren der Untersuchung in der Traditionellen Akupunktur erklärt und anschaulich dargestellt, wie sie gemäß den vier Grundaufgaben ausgeführt wird. Die Grundaufgaben sind: Sehen, Hören, Fragen, Fühlen.

Der letzte Abschnitt des Hauptteils beschreibt den Prozeß von Diagnose und Behandlung. Wenn die Untersuchung abgeschlossen ist und eine Diagnose auf der Grundlage der Fünf Elemente erstellt wurde, wird die Behandlung unter Verwendung von Nadeln und Moxa durchgeführt.

In diesem Lehrbuch werden verschiedene Begriffe verwendet, die westlich geschulten Ohren fremd klingen; z.B. Ch'i-Energie, YinYang, Körpergeistseele, die Pulse, Fünf Elemente, Meridiane, Ausgeglichenheit... Sie alle werden noch ausführlich erklärt. Sie fordern vielleicht vom Leser, daß er *zunächst seine Zweifel bewußt unterdrückt*, weil er mit diesen Begriffen nicht vertraut ist. Darin liegt nichts Außergewöhnliches, da wir — im Westen — doch gerade erst richtig anfangen, Gesundheit aus Östlicher Sicht zu erforschen.

Dieses Buch ist das Ergebnis meiner Studien am College für Chinesische Akupunktur in England unter meinem Mentor, Professor J.R. Worsley, Arzt und Lehrer der Traditionellen Chinesischen Akupunktur.

Es liegt in der Natur einer solchen Arbeit, daß ich vielen Einzelpersonen sehr zu Dank verpflichtet bin, weil sie mit mir Ideen und Einsichten teilten, weil sie mit mir Geduld hatten beim Lernen und Schreiben, auch für das Bearbeiten, Schreiben, Drucken und Fertigstellen zur Veröffentlichung. Ich möchte allen Praktizierenden danken, die mit dem College für Traditionelle Chinesische Akupunktur in Leamington Spa, England, sowie mit der Akupunkturklinik in Oxford verbunden sind. Ganz besonders möchte ich mich bei den Studenten und dem ausgezeichneten Lehrkörper des Zentrums für Traditionelle Akupunktur in Columbia, Maryland, USA, für all ihre Hilfe bedanken.

Ich möchte aber auch all denen danken, die wegen einer Akupunktur-Behandlung zu mir kommen, und die mich immer wieder so viel über die Gesetze der Natur lehren.

水 WASSER

火 FEUER

木 HOLZ

金 METALL

土 ERDE

TEIL I

1. Kapitel

EINFÜHRUNG IN DIE FÜNF ELEMENTE

Für die Chinesen ist, wie für jeden Menschen, der sich von der Erde ernährt, die Verbindung zur Natur und ihre Bedeutung selbstverständlich. Sie leben mit den Elementen, abhängig vom Zyklus der Jahreszeiten, ihr Dasein vollzieht sich im Einklang mit den Gesetzmäßigkeiten des Universums, und sie achten den fließenden Wandel der Welt, in der sie leben. Sie beobachten, beachten und studieren die Elemente, und sie versenken sich in sie, weil sie so grundlegend sind für ihr Leben. Und so wie die Natur um sie herum ihren natürlichen Wandel durchläuft, so wissen sie instinktiv, daß ihre eigene Natur demselben Muster folgt, daß die Menschen in ihrem Innern den Zyklus der Jahreszeiten intuitiv durchleben, daß die Elemente in ihnen stets aufs neue erschaffen werden. Jedes Element ist zu jeder Zeit gegenwärtig und lebensnotwendig. Nicht nur in der Natur kommen die zarten Sprößlinge des Frühlings zu neuem Leben hervor, sondern auch in ihnen selbst. Im Sommer blüht und gedeiht alles, auch in ihrem Innern, und so verhält es sich in allen Jahreszeiten. Wir sind die Jahreszeiten. Wir sind die Elemente. Natur ist außen und innen in uns, in jedem von uns, zu jeder Zeit. Wir sind ein Ebenbild des Universums, wir bewegen uns von Jahreszeit zu Jahreszeit in einem natürlichen, unendlichen Zyklus des Lebens.

> *Das Zusammenspiel der Fünf Elemente bewirkt Harmonie, und alles kommt in die rechte Ordnung. Am Ende eines Jahres hat die Sonne ihren Lauf vollendet, und alles fängt von neuem an mit der ersten Jahreszeit, dem Frühling — wie ein Ring, der weder Anfang noch Ende hat.*[1]

> *...die Heilkunde war im alten China nur ein Teilgebiet innerhalb der Philosophie und der Religion, und beide setzten die Einheit mit der Natur, mit dem Universum, voraus.*[2] (Ilza Veith)

Alles Denken, Fühlen und Handeln geschieht im Einklang mit der Natur. Die heilkundliche Denkweise der Chinesen entwickelte sich im Einklang mit der Beziehung des Menschen zur Natur — in der Vorstellung von der Körpergeistseele. Und gleichermaßen gründet sich das System von Untersuchung, Diagnose und Behandlung auf natürlichen Prozessen. Die Auffassung von Gesundheit folgt den Gesetzmäßigkeiten, die der Lebensenergie und der Natur innewohnen.

Wenn ich von Energie spreche, spreche ich von der Kraft, die wir Lebenskraft nennen. Die Chinesen bezeichnen sie als Ch'i-Energie und vergleichen sie mit den Strömen, Bächen, Flüssen, Seen, Meeren und Ozeanen der Erde. Die Lebenskraft fließt in miteinander verbundenen Meridian-Bahnen. In gewisser Weise verhält sich diese Energie wie Elektrizität. Sie fließt in einem Strom, und obwohl wir sie nicht tatsächlich sehen, können wir ihre Ausdrucksformen wahrnehmen und ihre Wirkungen fühlen. Diese Energie ist aber auch wie der Blutkreislauf, der uns am Leben erhält, obwohl wir ihn gewöhnlich nicht spüren. Alles Lebendige hat diese Energie, sie spricht aus jedem Aspekt des Lebens. Ohne diese Ch'i-Energie, ohne diese Lebenskraft haben wir kein Leben in uns, ohne sie sind wir tot.

Für die Chinesen war die Existenz der Menschheit, ja der gesamten Natur, abhängig von dieser Ch'i-Energie. Nur durch Ch'i bewegen sich die Planeten, scheint die Sonne, bläst der Wind, existieren die Elemente. Nur durch Ch'i leben und atmen die Menschen. Wenn Ch'i fließt, funktionieren alle Lebensprozesse rhythmisch und harmonisch. Diese Lebenskraft bewirkt das Zusammenhalten der Körpergeistseele und die Integration der unzähligen Aspekte jedes einzelnen Menschen. Über Ch'i wird mit Ehrfurcht gesprochen, weil sie die Grundlage des Lebens ist und weil sie, wenn sie durcheinander gerät, zum Ausgangspunkt der Krankheit wird. Gesundheit und Krankheit werden durch diese Lebensenergie definiert. Sie ist gemeint, wenn der Traditionelle Akupunkteur von Ausgleichen spricht, falls ein Aspekt dieser Lebensenergie sich nicht mehr in Harmonie mit dem Ganzen befindet.

Weil sie so kostbar ist und so grundlegend für alles Leben, fordert diese Lebenskraft, die Ch'i-Energie, von jedem lebendigen Wesen eine Lebensweise, die sie erhält und bewahrt. *»Lebenskraft und Energie werden als die Grundlagen des Lebens betrachtet; damit sie beständig gedeihen, müssen sie geschützt werden, und die lebensspendende Kraft muß regieren.«*[3] Für die Menschen gibt es einen Weg, für diese Lebenskraft zu sorgen, der von Ausgewogenheit und Harmonie geleitet wird. Die Weisen, von denen die alten Schriften berichten, wußten von den Geheimnissen des Lebens, weil sie diesem Weg folgten. Er wird 'Der Weg' genannt, oder das Tao. Dieses Tao ist als *»die Ruhe im Zentrum aller Unruhen«* bezeichnet worden. Das Leben bestand nicht in Askese, denn *»es zielte auf die harmonische Tätigkeit aller Sin-*

ne, wobei Entbehrung ebenso wie Ausschweifung vermieden wurden.« Im Mittelpunkt stand *»die Vollkommenheit der Lebensweise, die Bewahrung der Unversehrtheit des Lebens.«*[4] (Needham) Diese Unversehrtheit berührte alle Aspekte des täglichen Lebens — Narung, körperliche Bewegung, Denk-Prozesse, das Bemühen um Einklang mit sich selbst und Einfachheit, Leben in Übereinstimmung mit dem Lauf der Natur. Einer der Menschen, der das Tao, den Weg, der Nachwelt überliefert hat, ist Laotse (Lao Tzu), sein Werk das *Tao te king.* Dieses Buch vermittelt das Wesen des Tao durch Aphorismen wie *»eine Reise von eintausend Meilen beginnt dort, wo deine Füße stehen«*[5] und Paradoxa wie *»halt dich leer, und du wirst gefüllt werden.«*[6]

Das Tao ist wie eine leere Schale,
die, indem sie gebraucht wird, niemals
vollgefüllt werden kann.
Bodenlos, scheint es die Quelle
aller Dinge zu sein.
Es stumpft ab alle scharfen Kanten,
es entknotet alle Knäuel,
es bringt in Einklang alles Licht,
es eint die Welt zu einem Ganzen.
Verborgen in den Tiefen,
scheint es doch ewig zu existieren.
Ich weiß nicht, wessen Kind es ist;
es scheint der gemeinsame Verwandte von
allen zu sein, der Vater der Dinge.[7]

Laotse

Diese Zeilen vermitteln uns das Lebensgefühl der Chinesischen Weisen. Dem Tao folgen — das ist der Weg, auf dem man die Ch'i-Energie erkennt und sie rein und klar bewahrt, so daß Gesundheit und Freude reichlich vorhanden sind.

Die Ch'i-Energie ist also die Lebenskraft in allen Dingen des Lebens, und Tao ist der Weg, die reine Ch'i-Energie im Fluß zu halten. Durch die Beobachtung des Universums erkannten die Chinesen, daß man über diese Energie in zweifacher Weise sprechen kann: als einer Art Bruder-Schwester-Gespann, das sie YinYang nannten. In Wirklichkeit sind diese zwei eins — eins mag lediglich zu einer bestimmten Zeit mehr oder weniger sichtbar sein als das andere. In der Nacht z.B. erfahren wir nicht gleichzeitig auch den Tag, und dennoch geht der Tag aus der Nacht hervor. Den Übergang nennen wir die Morgendämmerung: ein Augenblick, in dem sich das YinYang in nahezu vollkommenem Gleichgewicht befindet. Wenn die Nacht aus dem Tag hervorgeht, sprechen wir von der Abenddämmerung, ein weiterer Augenblick von fast vollkommener Ausgeglichenheit. Wir können den Tag nur im Bezug auf die Nacht erkennen, und umgekehrt. Die Welt ist voll mit Beispielen von Zwei-heiten, die man als YinYang bezeichnen kann: außen und innen sind beide Aspekte von etwas, doch das eine existiert nicht ohne das andere; auch wenn wir die Innenseite eines Dinges betrachteten und in dem Augenblick die Außenseite nicht sähen, wären die beiden doch gleichzeitig vorhanden. Alles Leben hat stets diese zwei Aspekte. Gewöhnlich sprechen wir dabei von Gegensätzen, wie heiß und kalt, Liebe und Haß, dunkel — hell, aktiv — passiv, hart — weich, gerade — ungerade, leicht — schwer, Zusammenziehung — Ausdehnung, sauer — süß, naß — trocken, stark — schwach, links — rechts, Himmel — Erde, männlich — weiblich, zentripetal — zentrifugal.

Wir denken eher, daß entweder der eine oder der andere der Gegensätze existiert, als daß beide gegenwärtig sind, wobei zu einem gegebenen Zeitpunkt ein Aspekt stärker in Erscheinung tritt als der andere. YinYang ist keine Dialektik von unvereinbaren Gegensätzen; es ist vielmehr die Einheit von zwei Aspekten der Ch'i-Energie, deren fortwährende Bewegung in einem beständigen Wechselspiel des Ausgleichs einen unendlichen Kreislauf beschreibt. Kein Aspekt ist wichtiger als der andere.

> *Wenn das Yang seinen höchsten Punkt erreicht hat, beginnt das Yin aufzusteigen, und wenn der Mond sich zu seiner ganzen Fülle ausgedehnt hat, beginnt er, wieder abzunehmen. Das ist das unveränderliche Tao des Himmels. Wenn Kräfte ihren Höhepunkt erreicht haben, beginnen sie, schwach zu werden, und wenn natürliche Dinge sich vollständig zusammengeballt haben, beginnen sie, wieder auseinanderzustreben. Auf des Jahres Fülle folgt Vergänglichkeit, auf die größte Freude folgt Traurigkeit. Das ist ebenso die unveränderliche Bedingung des Menschen.*[8]
>
> Lieh-Tzu, um 550

Die Chinesische Heilkunde verwendet YinYang, um jede der Organ-Funktionen zu kennzeichnen. Die Blase z.B. wird als eine yinYANG-Organ-Funktion bezeichnet. Sie ist verbunden mit der Niere, einer YINyang-Organ-Funktion. Wir hören oft, etwas sei Yin oder etwas sei Yang. Dies ist zwar einfacher als ein umfassendes System der Kategorisierung, aber es stimmt nicht: es ist immer auch etwas Yin im Yang, etwas Yang im Yin. Eins existiert niemals ohne das andere. Nur gemeinsam bestimmen sie die Ch'i-Energie.

YinYang ermöglicht uns zwar das Arbeiten mit und das Denken über die Ch'i-Energie, es sind aber erst die Fünf Elemente, die uns einen Bezugsrahmen liefern, der enger mit dem täglichen Leben verbunden ist. Die Fünf Elemente sind: Holz, Feuer, Erde, Metall und Wasser. Wenn wir uns umschauen, können wir zu jeder Zeit die Elemente spüren und sie unmittelbar erfahren. Eigentlich haben die Chinesen auf diese Weise die Bedeutung der Natur erkannt. Sie sahen Holz: wachsende Bäume; sie spürten das Feuer: die Sonne; sie bestellten den Boden unter ihren Füßen: die Erde; sie entdeckten Metalle, sie tranken Wasser, um ihren Durst zu stillen; sie beobachteten die Wechselwirkung der Elemente, während die Jahreszeiten vorüberzogen. Ch'i Po sagte über die Elemente: *»Ihre Wandlungen, ihr wachsender Wert und ihre zunehmende Wertminderung vermitteln uns die Kenntnis von Leben und Tod...«*, und der Gelbe Kaiser sprach: *»Um den menschlichen Körper in Harmonie zu bringen, nimmt man als Maßstab die Gesetze der vier Jahreszeiten und der Fünf Elemente.«*[9]

So wie YinYang, so sind auch die Fünf Elemente weitere Beschreibungen der Ch'i-Energie in ihren zyklischen Wandlungsphasen. Alles im Leben geschieht übereinstimmend mit diesen Elementen, und deshalb sind sie nicht nur für philosophisches und agrarisches Denken grundlegend, sondern auch für die Heilkunde. Die Ursache der Krankheit wird in einer Untersuchung diagnostiziert, die sich auf das Gesetz der Fünf Elemente gründet. Gesundheit ist die harmonische, ausgeglichene, zyklische Wechselwirkung dieser Elemente. Gesundheit wird nur bewahrt, wenn durch jedes Element klare, lebensspendende Energie fließt.

Der Mensch ist ein Mikrokosmos des Universums, und deshalb trifft die Beschreibung der Energie, die den Kosmos belebt und in Bewegung hält, genauso auch auf den Menschen zu. Wir sind YinYang. Wir sind Holz, Feuer, Erde, Metall und Wasser. Jedes unserer Organe wird einem dieser Elemente zugeschrieben. Farben, Töne, Gerüche, Gefühle, Tageszeiten, Jahreszeiten, Zahlen, Geschmacksrichtungen, Planeten, Mondphasen, Fähigkeiten — sie alle bilden ein Kaleidoskop in den Elementen. Die Energiebahnen in unserem Körper entsprechen jeweils einem Element. Während ich die Elemente einzeln beschreibe, obwohl sie niemals voneinander getrennt sind, werden wir beginnen, die Sichtweise der Chinesen zu verstehen: daß wir Menschen eine Ganzheit sind. So wird es verständlich, daß der Chinesischen Heilkunde und insbesondere der Traditionellen Akupunktur ein System von Entsprechungen zugrunde liegt, das für jeden lebendig und anschaulich gemacht werden kann, nicht nur dem Kranken und dem Studenten der Chinesischen Heilkunde. Das eigentliche Zentrum dieser Entsprechungen sind die Fünf Elemente. Um sie zu verstehen, ist es notwendig, sich zumindest mit dem

Begriff 'Körpergeistseele' vertraut zu machen, den ich überall verwendet habe.

Diese Vorstellung von der Körpergeistseele drückt den Glauben der Chinesen an die Einheit und Vollständigkeit des Menschen aus. Es ist zwar möglich, verschiedene Aspekte des Selbst in Betracht zu ziehen, aber diese Aspekte können niemals aus dem Zusammenhang des Einzelnen — wie er ist und wie er das Leben erfährt — herausgenommen werden. Die Haut ist nicht getrennt von den Gefühlen, die Gefühle nicht getrennt vom Rücken, der Rücken nicht getrennt von den Nieren, die Nieren nicht getrennt von Willenskraft und Ehrgeiz, Willenskraft und Ehrgeiz nicht getrennt von der Milz, die Milz nicht getrennt von sexuellem Selbstvertrauen. Ich sage das, weil die Chinesen diese Verbindungen feststellen und auch deshalb, weil wir unseren Verstand bemühen müssen, über die Grenzen dessen hinauszusehen, was sich uns als eine Anzahl zusammenhangloser Lebenserscheinungen darstellt. Erst wenn wir unseren Verstand "ausstrecken", können wir anfangen, die Beziehungen und den Fluß des Menschen als ein wirkliches Ganzes wahrzunehmen, so wie wir sind. Was ich sagen will, ist im folgenden Zitat enthalten:

Mein Körper ist in Übereinstimmung mit meinem Geist, mein Geist mit meinen Kräften, meine Kräfte mit meiner Seele, meine Seele mit dem Nichts. Wann immer das geringfügigste Ding oder der schwächste Ton auf mich einwirkt, ob sie nun weit entfernt sind hinter den acht Grenzgebieten oder ganz nah zwischen meinen Augenbrauen und Wimpern, ich werde zwangsläufig mit ihnen vertraut sein. Allerdings weiß ich nicht, ob ich sie mit den sieben Löchern meines Kopfes und meinen vier Gliedmaßen wahrnahm, oder ob ich sie mit meinem Herzen und meinem Bauch und meinen inneren Organen kennenlernte...

...als ich das Ende aller Dinge in mir und außer mir erreicht hatte, wurden meine Augen so wie meine Ohren, meine Ohren so wie meine Nase, meine Nase so wie mein Mund... Mein Geist war konzentriert, und mein Körper entspannte sich, Knochen und Fleisch verschmolzen miteinander, ich erkannte nicht, wogegen sich mein Körper lehnte und worauf meine Füße traten, ich trieb mit dem Wind nach Osten und Westen — wie ein Blatt von einem Baum oder wie eine trockene Hülse, und ich weiß wirklich nicht, ob es der Wind war, der mich ritt oder ich auf dem Wind.[10] Lieh-Tzu

Die chinesische Ausdrucksweise klingt oft poetisch und bildhaft, wobei sie den Eindruck eines schönen, aber wirklichkeitsfremden Systems vermittelt; oder zumindest scheint es dem Leben wie wir es kennen doch ziemlich entrückt. Und doch ist dieses System in hohem Maße rational und wirklich. Die Poesie erhellt die Kunst der Wissenschaft der Chinesischen Heilkunde, die auf den Fünf Elementen basiert. Jedes Element und seine Entsprechungen im menschlichen Leben sind so wirklich wie die Wörter auf dieser Seite, so wirklich wie die Erde unter unseren Füßen. Ich sage das, um es ganz eindeutig klarzustellen, daß die Schönheit und der gesunde Menschenverstand in diesem heilkundlichen System weder seine Bedeutung noch seine Tiefgründigkeit beeinträchtigen.

Holz erzeugt Feuer, Feuer erzeugt Erde, Erde erzeugt Metall, Metall erzeugt Wasser, Wasser erzeugt Holz. In der Natur entsteht Feuer durch die Verbrennung von Holz, Holz entsteht aus der Feuchtigkeit und dem Regen, der es nährt; Metall ist in flüssigem Zustand wie Wasser, als fester Stoff dient es zur Gestaltung der Gebirge und der Flußbette; Metall entsteht durch die Verdichtung im Innern der Erde; aus der Asche des Feuers und der von der Sonne bewirkten Verwesung entsteht Erde; aus den Wäldern wird das Holz geholt, um Feuer zu erzeugen; mit dem Wasser der Erde werden die Bäume bewässert und zu Leben erweckt; aus dem Metall der Welt entstehen Mineralien, aus denen Wasser gebildet wird; aus dem Gestein der Erde entstehen die Mineralien, die das Metall bilden; aus dem Produkt des Feuers, der Asche, entsteht die lebensspendende Erde. Ununterbrochen entfaltet sich der Zyklus von Element zu Element in einem Prozeß ständiger Erneuerung. Jedes Element wird von einem anderen erzeugt und erzeugt selbst ein anderes. Keines ist wichtiger als das andere. Während ich die Beziehungen und Bedeutungen jedes einzelnen aufzeige, müssen wir an dieser Tatsache festhalten, daß kein Element wichtiger ist als irgendein anderes, daß ein Element tatsächlich nicht ohne all die anderen existiert und auch nicht existieren könnte. *»Die Weisen vereinigten Wasser, Feuer, Holz, Metall und Erde... sie hielten sie für untrennbar und beständig.«*[11] Das gilt auch für die Funktion jedes Elementes; wenn wir auf sie zu sprechen kommen, werden wir an die Prozesse rühren, die uns vertraut sind, wie etwa die Lunge und die Atmung, den Dickdarm und die Ausscheidung. Wenn wir begreifen, daß jedes Element mit allen seinen Entsprechungen gleichzeitig äußerst wichtig ist und doch nicht wichtiger als das nächste, beginnen wir, die Bedeutung der Elemente in uns selbst zu erfassen. Das alles wird klar werden.

Jedes Element wird in einem Kapitel dargestellt, so wie es in der Natur vorkommt und mit all seinen Entsprechungen. Es wird in dieser Reihenfolge dargestellt: Das Element — Die Entsprechungen:

Farbe
Jahreszeit
Organe
Tageszeit
Himmelsrichtung
Geschmack
Körperöffnung
Sinnesorgan
Körperflüssigkeit
Gefühl
stimmhafter Ausdruck
bestimmter Körperteil
äußere körperliche Ausdrucksform
Fähigkeit, die verliehen wird
Geruch
Klima/Witterungsart
Lebensaspekt, der kontrolliert wird
Träume
Getreide
Frucht
Fleisch
Gemüse
Zahl
Musiknote
Meridiane
Pulse

木

HOLZ

2. Kapitel

HOLZ

Ein einfacher Baum vermittelt am besten die Vorstellung vom Element Holz. Ein Baum wächst, solange er lebt. Er ist ein verwurzeltes, wachsendes Wesen, das sich gleichzeitig nach außen und innen, oben und unten ausstreckt. Er biegt sich geschmeidig und gibt dem Wind nach, und doch ist er stark und beständig und enthält seinen eigenen fließenden Lebenszyklus. Aus dem Samen wird ein blühender junger Baum, der seine zarten Sprößlinge zur Reife führt und seine Geschichte, indem er wächst, in den Ringen des Lebens mit sich trägt. Seine Verbundenheit mit der Erde und seine Bewegung hin zum Himmel sind ein Zeugnis seines ganzheitlichen Wesens — eine Verbindung der Kräfte von Himmel und Erde. Der Baum wächst, und indem er wächst, bringt er wieder und wieder neues Leben hervor. Sein Zyklus zeigt die Jahreszeiten an.

Wir sind die Elemente; so sind wir auch das Element Holz. Die Beschreibung des Baumes ist auch die Beschreibung eines Menschen. Wenn der Mensch gedeiht wie der Baum im Wald, dann ist die Energie, die lebenswichtige Ch'i-Energie, gesund und klar. Der Mensch ist geerdet und wächst, er ist anpassungsfähig und stark, er trägt den Samen des neuen Lebens in sich und durchläuft einen Zyklus von Jahreszeit zu Jahreszeit. Was aber geschieht, wenn man ihn nicht in dieser Weise beschreiben kann? Wenn der Mensch nicht wie ein Baum geerdet ist, wenn er leicht umgestoßen wird? Dies könnte sich körperlich darin zeigen, daß man aus dem Gleichgewicht kommt und umfällt, daß man sich nicht mit der Erde verbunden fühlt, daß es einen schwindelt, daß man entwurzelt ist, leicht zu verwirren, daß einem die Fähigkeit fehlt, seine Persönlichkeit zu verankern, daß man Gleichgewichtsstörungen hat. Was geschieht, wenn der Baum nicht mehr wächst? Die entstehenden Symptome könnten alle Arten von Lähmungen sein; vielleicht werden die Gliedmaßen steif (oft eine Beschreibung der Arthritis), Gedanken und Gefühle festgefahren, oder man fühlt, daß man etwas unterdrückt oder hat Alpträume, daß man gefangen wird, vielleicht treten Unterleibsschmerzen oder Krämpfe auf. Was geschieht, wenn der Baum dort gepflanzt wurde, wo er nicht genug Nahrung oder Sonnenlicht bekommt? Die Äste könnten zu weich werden oder zu steif. Der Stamm würde seine Lebenskraft und Stärke verlieren, die lebenswichtige Energie könnte nicht fließen. Ähnlich könnte man einen Menschen beschreiben, der nicht genügend Nahrung und Sonnenlicht erhält, und es würden bei ihm Symptome entstehen, die davon zeugen. Es können Probleme in der Wirbelsäule entstehen, wenn das Element Holz aus dem Gleichgewicht geraten ist, das heißt, der *Stamm* dieses Menschen ist in Schwierigkeiten; oder es entstehen Probleme in den Gelenken der Gliedmaßen, in der Anpassungsfähigkeit der Bewegungen, in der Verwurzelung des ganzen Menschen. Ein solcher Mensch kommt vielleicht deshalb zur Akupunktur, weil sein Holz-Element Aufmerksamkeit nötig hat.

Die *Farbe*, die dem Holz entspricht,
ist *grün*

Es gibt Stellen im Gesicht, an denen sich das klar und deutlich zeigt. Wenn die Ch'i-Energie harmonisch in jedem einzelnen Element und zwischen den Elementen fließt, wird sich keine vorherrschende Farbe im Gesicht zeigen. Ist aber eins der Elemente nicht ausgeglichen, dann wird die mit ihm verbundene Farbe im Gesicht, normalerweise sehr deutlich, erscheinen. Nicht als Farbe der Haut, sondern eher als subtile Färbung, die vom Gesicht her kommt. Sie ist durchaus wirklich und ist seit Tausenden von Jahren als ein Teil des diagnostischen Handwerkszeuges der Chinesischen Heilkunde benutzt worden. *»Jeder Krankheit entspricht symbolhaft eine der fünf Farben...«*[1] *»Die äußere Erscheinung (die Farbe) des Patienten muß oben und unten sowie links und rechts betrachtet werden — jede dort, wo sie am wichtigsten ist.«*[2] Indem wir die Natur betrachten und sehen, daß dort, besonders im Frühling, tatsächlich Grün die Farbe des Elementes Holz ist, erkennen wir nach und nach selber die von den Chinesen aufgestellten Entsprechungen. Für die Untersuchung liegt die Bedeutung der Farbe Grün nicht allein in der vom Gesicht ausgehenden Färbung, sondern auch darin, welche Vorlieben die Patientin äußert. Falls sie sich selbst mit Grün umgibt und grüne Kleidung bis hin zum Ausschluß anderer Farben trägt, weist sie damit auf das Holz-Element in ihrem Innern hin. Und wenn sie Grün verabscheut, so könnte sie auch damit auf Holz hinweisen. Man muß sich merken, daß jedes Extrem uns auffordert, auch die entgegengesetzte Polarität zu beachten. So bekommen wir mit der Zeit einen Blick für die ganze Wirklichkeit. Und nur dann können wir anfangen, Ausgeglichenheit zu erkennen.

Die *Jahreszeit*, die dem Holz entspricht,
ist der *Frühling*

»Das Pflanzen und Zeugen geschieht im Einklang mit dem Frühling...«[3]

»die drei Monate des 'Frühlings' werden die Periode des Anfangs und der Entfaltung (des Lebens) genannt. Der Atem von Himmel und Erde ist zur Zeugung bereit; so entfaltet sich alles und gedeiht.«[4] *»Alles wird mit dem Beginn des Frühlings wiederhergestellt.«*[5] *»Frühling ist die Zeit des Anfangs der Zeugung aller Lebewesen; deshalb fließt ihr Atem noch leicht und schwach, ihr Puls ist langsam und glatt, doch sie halten sich aufrecht und wohlgeordnet, und sie wachsen, und deshalb vergleicht man sie mit den Saiten einer Laute. Ist der Zustand dem entgegengesetzt, dann sind sie krank.«*[6] Frühling ist die Zeit der Geburt; und gemäß der Überlieferung, die aus den Zitaten des Gelben Kaisers ersichtlich wird, schenkt der Frühling der Welt, dem Element Holz und den Menschen Kraft, damit sie lebendig werden; daß ihnen die lebenswichtige Ch'i-Energie eingeflößt wird, daß sie wachsen und wiedergeboren werden. Es gibt Kranke, die fühlen, daß alles in ihrem Innern tot ist. Da ist kein Funke, kein Interesse am Leben, kein Lebendigwerden, keine Wiedergeburt. Der Frühling in ihnen verlangt nach Zeugung, oder sie werden sterben. Einige Menschen werden sagen, daß ihre Leiden im Frühling schlimmer sind als zu jeder anderen Zeit, oder daß der Frühling die einzige Zeit ist, in der sie sich wohlfühlen. Unsere Körpergeistseele weist uns hin auf die Natur als Muster für den Menschen; wir gehen also von ihr aus und können so diagnostizieren und behandeln. Im Frühling säen wir buchstäblich die Samen für die herbstliche Ernte in uns selbst. Der Traditionelle Akupunkteur weiß auch, daß der Baum — der Mensch — nicht gedeihen wird, wenn der Keim der Heilung nicht zur rechten Zeit in der Behandlung angelegt worden ist.

Die *Organe*, die mit dem Element Holz verbunden sind, sind *Leber* und *Gallenblase*

Wenn wir über Organe sprechen, müssen wir beachten, daß die Chinesen sich die Organe als Funktionen denken, die auf allen Ebenen der Körpergeistseele wirken. *»...die Leber hat die Funktionen eines Heerführers, der sich in seiner strategischen Planung auszeichnet; die Gallenblase besetzt die Position eines wichtigen, aufrichtigen Beamten, der sich durch seine Entscheidungen und sein Urteilsvermögen auszeichnet...«*[7] Auf diese Weise übernimmt ein Organ wie die Leber eine umfassendere und anscheinend weniger wissenschaftliche Bedeutung, als der westliche Verstand ihr normalerweise zuschreibt. Planung findet überall im Menschen statt und so auch im gesamten Universum. Der Energiefluß in unserem Innern vollzieht sich planmäßig. Wenn das Planen aus irgendeinem Grund aufhört oder stockt, dann bilden sich Symptome, die anzeigen, was passiert. Zum Beispiel kann

Migräne auftreten, sooft die Energie der Leber gestört ist — wenn so etwas wie Frustration in ihrem System entstanden ist, weil Pläne nicht entworfen oder befolgt wurden. Ein Mensch mit einer Unausgeglichenheit im Element Holz, von dem die Leber ein Teil ist, beschreibt einen Migräne-Anfall vielleicht als *»heftigen Druck im Kopf, so daß ich weder denken noch planen noch irgend etwas tun kann.«* Dies ist nur eines von vielen Symptomen, die aus einem Mangel an Planung entstehen können.

Das Schwesterorgan der Leber ist die Gallenblase; ihre Funktion, Entscheidungen zu treffen, ist eng mit dem Planen verbunden. Wir alle haben schon Menschen getroffen, denen es schwerfällt, Entscheidungen zu treffen, denen das selbst bei Kleinigkeiten nahezu unmöglich ist. Diese Unfähigkeit deutet auf eine Unausgeglichenheit in der Funktion der Gallenblase hin. Entscheidungen werden andauernd in unserer Körpergeistseele getroffen. Jeder Fehler in diesem Prozeß wird als Symptom auftreten, das irgendwo im System der Entsprechungen mit dem Holz-Element verbunden ist.

Die *Tageszeit*, die mit dem Element Holz verbunden ist

Es gibt ein Naturgesetz, das man das Gesetz von Mittag und Mitternacht oder die Körper-Uhr nennt. Sie stellt eine tägliche Zeitfolge der Fünf Elemente dar; jedem Element entspricht ein Zeitraum, in dem die ihm verbundenen Organe ihr Höchstmaß an Energie entfalten. Für die Gallenblase ist dies die Zeit von 23 bis 1 Uhr nachts, für die Leber von 1 bis 3 Uhr nachts. Bei der Traditionellen Untersuchung lautet eine der Fragen, ob es im Verlauf des Tages eine Zeit gibt, in der sich der Patient besser oder schlechter fühlt. Ein Mensch, der eine Unausgeglichenheit im Holz-Element hatte, konnte nachts bis 3 Uhr nicht schlafen. In dieser Zeit konnte er vollkommen klar denken. Er verbrachte diese Stunden mit dem Abfassen von juristischen Berichten für den nächsten Tag, weil es die einzige Zeit war, in der er sich dazu in der Lage fühlte. Schmerzen, die mit der Gallenblase oder der Leber verbunden sind, werden häufig während der Zeit nachlassen, in der sich das Element Holz auf seinem Höhepunkt befindet.

> *Ch'i Po antwortete: Der Osten erzeugt den Wind; der Wind erzeugt das Holz; das Holz erzeugt den sauren Geschmack; der saure Geschmack stärkt die Leber; die Leber nährt die Muskeln; die Muskeln stärken das Herz; und die Leber regiert die Augen. Die Augen sehen die Dunkelheit und das Mysterium des Himmels, und sie entdecken Tao, den Richtigen Weg, für die Menschheit.*

Die übernatürlichen (Kräfte) erzeugen den Wind im Himmel, und sie erzeugen das Holz auf der Erde. Im Körper erzeugen sie die Muskeln, und von den Fünf Eingeweiden erzeugen sie die Leber. Von den Farben erzeugen sie die Farbe Grün; und von den Noten der Musik erzeugen sie die Note 'chio'; und sie geben der menschlichen Stimme die Fähigkeit zu schreien. In Zeiten der Aufregung und des Wandels gewähren sie die Fähigkeit zur Kontrolle. Von den Körperöffnungen erzeugen sie die Augen, von den Geschmacksrichtungen erzeugen sie den sauren Geschmack, und von den Gefühlsregungen erzeugen sie die Wut.[8] Des Gelben Kaiser's Klassiker der Inneren Medizin.

Dieser Auszug faßt die Entsprechungen des Holz-Elements zusammen. Für einen Traditionellen Akupunkteur sind sie in der Diagnose unverzichtbar.

Die *Himmelsrichtung*, die mit dem Holz
verbunden ist, ist *Osten*

»Anfang und Schöpfung kommen aus dem Osten.«[9] Bestimmte Krankheiten sollen mit dem Osten in Zusammenhang stehen. Der mit dem Holz verbundene Wind ist ein Ost-Wind, der für die Leber schädlich sein kann. Ein älterer Patient mit arthritischen Hüftschmerzen erzählte mir eines Tages, ihm sei nur eines bewußt, das seine Schmerzen verstärken könne — ein Ostwind. Ohne Kenntnis der chinesischen Tradition hatte er auf seine Unausgeglichenheit im Holz-Element hingewiesen.

Der *Geschmack*, der dem Holz entspricht,
ist *sauer*

Man kann häufig feststellen, daß ein Mensch mit einer Vorliebe für Saures damit ein Ungleichgewicht im Holz nährt oder versucht, es auszugleichen. Dies ist ein Beispiel für unser natürliches Gefühl von unseren Bedürfnissen, obwohl wir vielleicht nicht sagen könnten, warum wir einen Heißhunger auf einen bestimmten Geschmack haben. Gemäß den Klassikern beeinflußt das Aroma unsere Funktionen. *»Wenn die Menschen den Fünf Geschmacksrichtungen Aufmerksamkeit zollen und sie gut mischen, werden ihre Knochen fest bleiben, ihre Muskeln weich und jung, Atem und Blut werden ungehindert fließen, die Poren werden von feiner Struktur sein, und deshalb werden Atem und Knochen vom Geist des Lebens angefüllt sein.«*[10] Jede Geschmacksrichtung wirkt auf die Energie, und die Kombination der fünf sorgt für Ausgeglichenheit. Ein Übermaß von einem Geschmack wirkt schädlich, aber zugleich kann jedes Element gestärkt werden, wenn ihm das richtige Aroma verordnet wird. *»Wenn das Herz zu langsam schlägt, sollte man schnell Saures essen, das wirkt zusammenziehend.«*[11] *»Man verwendet scharfe Speisen im Zusammenhang mit der Leber, um ihre Funktion zu ergänzen und ihre Schrumpfung aufzuhalten, und man verwendet saure Speisen, um zu entwässern und auszuscheiden.«*[12] *»Ein Übermaß von saurem Geschmack macht das Fleisch zäh.«*[13] *»Wird zuviel Saures in der Nahrung verwendet, wird das Fleisch hart und runzlig, und die Lippen werden schlaff.«*[14] Die Verbindung von Saurem mit Holz wird von J. Needham in Science and Civilization in China, Band II, erwähnt: *»Holz als Pflanze stand in Beziehung zu allen pflanzlichen Substanzen, die bei der Verrottung sauer werden.«*[15] Soweit ich es verstehe, nahm jede Entsprechung ihren Ausgang irgendwo im täglichen Leben, durchlief eine Art organischen Wachstumsprozeß über 5000 Jahre und ist so die Grundlage für Diagnose und Behandlung in der Traditionellen Akupunktur.

Die *Körperöffnung*, die mit dem Holz
verbunden ist, sind die *Augen*

»Wenn die Leber das Blut aufnimmt, stärkt sie das Sehen.«[16] Bei allen Sehstörungen wird man die Funktionen im Holz betrachten, das heißt, man überprüft Leber und Gallenblase, um zu sehen, ob die Energie dort ihre Klarheit und Ausgeglichenheit verloren hat. Im Hinblick auf die Aufgaben der beiden — Planen, Urteilen und Entscheiden — hat es einen Sinn, daß das Organ des Sehens mit ihnen verbunden ist. Selbst auf der einfachsten Ebene braucht man Sehvermögen und muß das Ziel anvisieren, um Pläne zu machen und Entscheidungen zu treffen.

Das *Sinnesorgan*, das mit dem Holz
verbunden ist, sind die *Augen*

Die Augen sind sowohl das Sinnesorgan als auch die Körperöffnung des Holz-Elements. Im Zusammenhang damit sind die Tränen die dem Holz entsprechende Körperflüssigkeit — das *»Wasser, das aus den Augen fließt.. im Hinblick auf die Leber werden die Sekrete zu Tränen.«*[17] Man betrachtet die Augen als Gefäße des Sehens, die das Äußere und das Innere eines Menschen vereinigen. Wenn wir sehen, nehmen wir Informationen auf, die für unser Tun und Denken maßgebend sind. Die Augen, die vom Holz regiert werden, müssen klar und offen sein, wenn wir sie zum Sehen benutzen wollen. *»In der Wahrnehmung muß das Auge ausgezeichnet sein...«*[18] Blindheit, mattes Sehen, Astigmatismus, Kurz- und Weitsichtigkeit, grauer Star, Schmerz in den Augen, jegliche Verzerrung der Sicht — alle Augen-Symptome werden vom Holz-Element regiert und haben deshalb Bezug zur Ausgeglichenheit der Energie im Leber- und Gallenblasenmeridian. Der Wert dieser Kenntnisse für das Erstellen der Diagnose liegt auf der Hand.

Das *Gefühl*, das dem Holz entspricht, ist
Wut

Bei einem Menschen, der eine Unausgeglichenheit im Holz-Element hat, wird Wut ausgeprägt in Erscheinung treten, oder sie wird vollständig fehlen. Ein Übermaß an Wut ist für Leber und Gallenblase schädlich. Ein Übermaß könnte bedeuten: das Gefühl, festgenagelt zu sein, unfähig, der Wut zu entkommen, was auch immer passiert. Es könnte bedeuten, daß man sich ständig geladen und von anderen gereizt fühlt; daß man sich immer mit jemandem schlagen will; daß man über sich selbst ohne ersichtlichen Grund verärgert ist. Andererseits könnte es aber auch heißen, daß man nicht in der Lage ist, Wut oder Gefühle der Enttäuschung und des inneren Konflikts auszudrücken. Der gesunde Mensch kann jedes der fünf Gefühle und ihre Variationen angemessen empfinden und ausdrücken. Jede Krankheit, das heißt jede Unausgeglichenheit der Energie, ist eng verbunden mit einem Gefühl.

Der *stimmhafte Ausdruck*, der dem Holz
entspricht, ist *Schreien*

Das leuchtet unmittelbar ein in Anbetracht der Verbindung von Wut und Holz. Gewöhnlich liegt in der Stimme dieser Menschen ein feiner, durchdringender Ton, aber oft ist dieser besondere Klang sehr laut. Was auch immer dieser Mensch sagt, es ist wie Geschrei, durchgehend aggressiv und eindringlich. Es ist wichtig, den Ausdruck dieser Stimme als Symptom zu sehen, als Hilferuf, so deutlich und wirklich wie ein gebrochener Arm.

Die *Körperteile*, die vom Holz regiert
werden, sind *Muskeln und Sehnen*

»...die Leber beherbergt die Lebenskraft der Muskeln und der dünneren Membranen.«[19] Diese Aussage bezieht sich eher auf die Sehnen und Bänder als auf die Muskeln. Das Muskelgewebe verleiht uns körperliche Stärke oder, wenn es nicht in guter Verfassung ist, schwächt es uns; die Sehnen und

Bänder jedoch halten uns zusammen — sie verbinden unseren Körper und machen uns beweglich. Krankheiten, die die Sehnen angreifen, werden fast immer auf den Zustand der Ch'i-Energie im Holz-Element zurückgeführt. Ermüdung wird ebenfalls in Verbindung zum Holz gesehen — *»...die Leber verursacht äußerste Ermüdung... und sie wirkt auf die Muskeln...«*[20]

Die *äußere, körperliche Ausdrucksform*
des Holzes sind die *Finger- und Fußnägel*

»Der Zustand der Finger- und Fußnägel zeigt, ob die Leber in einem ausgezeichneten, blühenden Zustand ist...«[21] Weil sie so deutlich zu sehen sind, bemerken wir Veränderungen an den Nägeln oft vor dem Auftreten anderer Symptome. Die vielfältigen Veränderungen — z.B. Rillen, Furchen, Spalten, Rissig-Werden, sich Schälen, sich Verfärben — sagen etwas aus über die Energie im Element Holz. Jedes Element hat eine äußere Ausdrucksform.

Die *Fähigkeit*, die das Holz verleiht,
ist die *Fähigkeit zur Kontrolle*[22]

Das entspricht recht deutlich den Funktionen der Leber und der Gallenblase — Planen, Urteilen und Entscheidungen treffen — sowie der Entsprechung Muskeln und Sehnen, die zweifellos für die Fähigkeit zur Kontrolle in unserem Körper stehen. Mangelnde Koordination, Gefühle von Panik und Verzweiflung sowie Schwäche können Symptome dafür sein, daß diese menschliche Fähigkeit nicht mehr im Gleichgewicht ist.

Der *Geruch*, der dem Holz entspricht, ist
ranzig

Im Nei Ching wird dieser Geruch auch als *»widerlich und stinkend«*[23] beschrieben, Porkert bringt ihn in Verbindung mit *»Urin und saurem Schweiß«*.[24] Es ist schwer, seine Eigentümlichkeit tatsächlich in einem Wort auszudrücken, doch seine Verbindung mit einer Unausgeglichenheit im Holz ist eindeutig. Das chinesische Schriftzeichen für diesen Geruch widersetzt sich anscheinend einer genauen Übertragung ins Englische.

Das *Klima*, das mit Holz verbunden ist,
ist der *Wind*

»...der Wind zirkuliert in der Leber...«[25] *»Der Ostwind erhebt sich im Früh-*

ling; er bewirkt Krankheiten der Leber sowie Störungen im Hals und im Nacken.«[26] *»Wenn der Wind in den Körper eines Menschen eintritt und seinen Atem erschöpft, dann wird sein Geist schwinden, und die schlechten Einflüsse werden seine Leber beeinträchtigen.«*[27] *»...Wind ist die Ursache von hundert Krankheiten.«*[28] Die Chinesen schrieben dem Wind einen starken Einfluß auf das Leben der Menschen zu, so stark, daß er die Ch'i-Energie verletzen könnte. Er ist eine der äußeren Kräfte, die Krankheiten bewirken können, wenn man sich zu sehr ihrem Einfluß aussetzt. Das vom Patienten bevorzugte Klima wird in der Traditionellen Diagnose beachtet, weil es mit der Ch'i-Energie verbunden ist.

Der *Lebensaspekt*, der vom Holz regiert
wird, sind die *geistigen Fähigkeiten*

»Die Leber ist der Wohnsitz der Seele...«[29] *»Die Leber beherbergt die Seele und die geistigen Fähigkeiten...«*[30] In gewisser Weise gehört diese Entsprechung zu denen, die am schwersten zu verstehen sind, und zwar deshalb, weil wir uns dabei fragen müssen, was denn die Seele bzw. der Geist sind, und was sie sowohl uns als auch den Chinesen im Hinblick auf die Diagnose bedeuten bzw. bedeutet haben.

> *Der Gelbe Kaiser fragte: Und was versteht man unter Geist (shen)?*
>
> *Ch'i Po antwortete: Laß mich über shen, den Geist sprechen. Was ist der Geist? Der Geist kann nicht mit dem Ohr gehört werden. Das Auge muß in der Wahrnehmung ausgezeichnet sein, das Herz muß offen und aufmerksam sein, dann wird der Geist plötzlich unserem Bewußtsein enthüllt. Er kann durch den Mund nicht ausgedrückt werden; nur das Herz kann alles ausdrücken, was wir schauen können.*[31]

Wir müssen uns vor Augen halten, daß die Chinesen den Menschen nicht in zwei Gegensätze — in "Geist" und "Körper" — geteilt betrachten; deshalb beziehen die Beschreibungen des Geistes den gesamten Menschen mit ein. Akupunktur war eine Methode, Krankheiten zu heilen, und diese bewohnten die Gesamtheit des Menschen einschließlich des Geistes. Tatsächlich *wurde es als notwendig erachtet, zunächst den Geist zu heilen*; erst dann konnten die übrigen Aspekte eines Menschen geheilt werden.

Die Methode der Nadel (Akupunktur) ist jedem Menschen verfügbar. Die erste Methode heilt den Geist; die zweite vermittelt das Wissen, wie man den Körper ernährt... Um die Akupunktur gründlich und wirkungsvoll durchzuführen, muß man zunächst den Geist heilen.[32]

Wenn der Geist sich erst einmal abgewendet hat, wird er — in der Regel — nicht zurückkehren.[33]

Ein Mensch ohne das Verlangen zu leben oder ein Mensch, dessen Lebensweise seine Körpergeistseele übermäßig unter Spannung setzt — beide verfehlen das, was die Chinesen als das Zentrale im Leben ansahen. Jemandem zu helfen, der nicht gesund werden will, dem der Geist fehlt, ist eine der schwierigsten Aufgaben. Das gilt auch für jene, deren Lebensweise die Unausgeglichenheit ihrer Energie noch verstärkt. Auf sich aufpassen, die Ausgeglichenheit erhalten und seine Körpergeistseele hegen — das ist ein Teil des Prozesses, gesund zu bleiben. Bei der Erörterung der Akupunkturpunkte werden wir sehen, daß jeder Punkt einen Geist, eine ihm wesentliche Dynamik besitzt, die eine Veränderung in der Energie herbeiführen kann.

Träume, die mit dem Holz verbunden sind

Im Verlauf der Akupunktur-Untersuchung wird nach Träumen und Alpträumen gefragt. Ihre Inhalte entsprechen dem, was mit der Energie geschieht. Porkert führt in seinem Buch *Die theoretischen Grundlagen der chinesischen Medizin* Traummotive an, die Störungen in den Funktionen von Leber und Gallenblase anzeigen. Ist die Energie im Holz »*erschöpft, dann erblickt man im Traum Champignons; zur rechten Zeit träumt man, man liege unter einem Baum, wage es aber nicht, sich zu erheben.*«[34] Ist die Energie mangelhaft, »*träumt man von Bergwäldern und Gehölz...*«[34], oder man träumt, »*daß man kämpft und streitet oder sich selbst den Leib öffnet.*«[35] In Träumen erscheinen bestimmte Bilder, die den Zustand des YinYang-Verhältnisses ausdrücken und Informationen darüber vermitteln, welche Vorstellung der Patient von sich selbst hat. Es gibt heute Traumtherapien, die diese Informationen aus den Träumen in einer Weise benutzen, die der alten chinesischen Methode der Diagnose ähnelt. Träume vermitteln dem Arzt und dem Patienten oft ein Bild vom Verlauf der Krankheit. Sie werden nicht als einziges Mittel der Diagnose genutzt, sondern zusammen mit der Information aller Entsprechungen innerhalb eines Elements.

Die *anderen* Entsprechungen

Die bislang aufgeführten Entsprechungen sind die wichtigsten; die chinesische Medizin kennt aber noch weitere. Zum Beispiel ist jedes Element mit einem Getreide verbunden. *»Die fünf Getreide dienen als Nahrung.«*[36] Dem Holz entspricht der *Weizen*. Jedes Element ist auch mit einer Frucht verbunden. *»Die fünf Baum-Früchte dienen dem Wachstum.«*[37] Dem Holz entspricht der *Pfirsich*. Jedes Element ist ferner mit einem Haustier verbunden, das die Nahrung ergänzt. Dem Holz entspricht das Fleisch des *Huhns oder Geflügels*. Und jedes Element ist mit einem Gemüse verbunden. Man sagt, es schließt die Ernährung im jeweiligen Element ab. Dem Holz entspricht die *Malve*. All diese Nahrung *»...vereinigt sich und fügt sich zusammen und liefert so die wohltuende Essenz (des Lebens).«*[38] Die Kombination aus diesen und den Nahrungsmitteln, die den übrigen Elementen entsprechen, gilt als gesunde, harmonische und heilsame Kost.

Jedem Element wird eine Zahl zugeordnet. Es soll die Zahl in der Reihenfolge der Vervollständigung sein, in der das Element von Himmel und Erde entfaltet wurde. Die Zahl für das Holz-Element ist *acht*. Die tatsächliche Verwendung dieser Zahlen in der chinesischen Heilkunde ist etwas verschwommen. Obwohl ein Mensch mit einer größeren Unausgeglichenheit im Holz-Element eine besondere, enge Beziehung zu der Zahl acht oder eine Abneigung gegen sie haben könnte, ist es vermutlich übertrieben zu erwarten, daß es so sein wird.

Jedem der Elemente werden außerdem Musiknoten zugeschrieben. Es gibt fünf, die aus der alten Fünf-Ton-Leiter stammen. Dem Holz entspricht der Klang der Note *chio*. Ihr Ton soll der Laute ähneln. Der Klang der Laute soll die Beschreibung des Energie-Flusses durch die Holz-Pulse sein. *»Im Frühling (der Jahreszeit des Holzes) ist der Puls wie die Saiten einer Laute.«*[39]

Die *Meridiane*

Die Ch'i-Energie fließt durch das Element Holz in zwei größeren Bahnen (auch Meridiane genannt), entlang deren Verlauf sie beeinflußt werden kann. Der erste Meridian entspricht der *Leber*; er beginnt an der großen Zehe, läuft an der vorderen Innenseite der Beine hinauf auf den Rumpf und endet dort etwa an der Unterkante des Brustkorbes.

Obwohl der Meridian an dieser Stelle noch tiefer nach innen geht, sprechen wir hier von seinem *Ende*, weil sich nur auf dem beschriebenen Verlauf Punkte befinden, an denen die Akupunktur-Nadeln Veränderungen in der

Energie bewirken können. Es gibt 14 Punkte auf diesem Meridian, und sie sind bilateral. In der Untersuchung fühlen wir an diesem Meridian entlang, ob die Energie blockiert ist, besonders dann, wenn sich ein Patient über etwas beklagt, das dem Element Holz und insbesondere dem Leber-Meridian zu entsprechen scheint.

Der zweite Meridian im Element Holz entspricht der *Gallenblase*. Im Verlauf dieses Meridians kann eine Nadel gesetzt werden, um eine Änderung in der Energie und der Funktion der Gallenblase zu bewirken. Dieser Meridian beginnt an der Seite des Auges, verläuft entlang der Spitze des Ohrs, zweimal am Kopf entlang, dann am Nacken hinunter zum Brustkorb, weiter über die Außenseite der Beine und endet am vierten Zeh, auf der Seite zum kleinen Zeh hin. Dieser Meridian hat 44 bilaterale Punkte, an denen die Nadel eine Veränderung in der Energie des Organsystems der Gallenblase bewirken kann. Wenn wir den Verlauf dieses Meridians kennen, verstehen wir, daß Symptome der Augen, der Ohren, des Kopfes, des Rumpfes, der Beine und der Füße in Zusammenhang stehen können mit einer Unausgeglichenheit der Energie im Gallenblasen-Meridian.

Nicht nur das anatomische Organ, die Gallenblase, wird von einer Unausgeglichenheit der Energie in diesem Meridian betroffen. Mit jedem anatomischen Organ ist jeweils eine bestimmte Energie verbunden; sie fließt in einem Meridian, der andere Teile der Körpergeistseele genauso beeinflußt wie die Struktur des Organs selbst. So stellen wir fest, daß Probleme der Augen mit der Gallenblase und der Leber verbunden sind und haben damit einen der Gründe dafür, daß die Augen eine Entsprechung des Holz-Elementes sind (siehe *Körperöffnung* und *Sinnesorgan*). Es ist auch wichtig, daß der Patient den Verlauf der Meridiane kennt, denn oftmals, wenn die Nadel gesetzt worden ist, strahlt ein Gefühl in die eine oder andere Richtung des Meridians aus. Die Beschreibung dieser Empfindung kann die Traditionelle Akupunkteurin oft anleiten, wenn sie die Energie beurteilen soll, die in den Meridian hineingeht oder aus ihm herauskommt.

Die *Pulse*

Die letzte und wichtigste Entsprechung des Holz-Elements sind die beiden Pulse; sie sind in der Diagnose der Maßstab für den Zustand der Energie im Element. Hier muß daran erinnert werden, daß wir selbst die Elemente sind, und daß der Energiefluß in uns alles widerspiegelt, was mit uns geschieht. Um diesen Energiefluß beurteilen zu können, werden all die erwähnten Entsprechungen berücksichtigt. An den Pulsen können wir allerdings die Energie am genauesten ablesen. (Die Beschreibung der Pulsdiagnose folgt im

Kapitel *Traditionelle Untersuchung.*) In gewisser Hinsicht beeinhaltet all die andere Information lediglich eine Fußnote zu den Pulsen, eine Nachprüfung, ob das, was festgestellt wurde, richtig ist.

> *...das Fühlen des Pulses ist das wichtigste Mittel der Diagnose. Nichts übertrifft die Untersuchung des Pulses, denn mit ihr können keine Irrtümer begangen werden.*[40]

An den Pulsen wird also der Energie-Zustand der Körpergeistseele abgelesen. Jede der übrigen Entsprechungen sagt entweder wenig über die Energie aus, oder sie verweist auf das Element, das beachtet werden sollte, weil es ein Ausgleichen am nötigsten hat; es sind aber die Pulse, die all diese Informationen verdichten.

Die Pulse von Leber und Gallenblase werden am linken Handgelenk gefühlt. Die Position der Finger (auf der zweiten Stelle) ist für beide dieselbe; sie werden aber in verschiedenen Tiefen erspürt. Der Druck ist ein wenig kräftiger für den Puls der Leber. Der Puls vermittelt sämtliche Informationen über die Körpergeistseele. Die Traditionelle Akupunkteurin bemüht sich zeitlebens, diese Kunstfertigkeit bis hin zu jenem äußersten Feingefühl zu entwickeln, das sie benötigt, um die vergangenen, gegenwärtigen und zukünftigen Unausgeglichenheiten zu beurteilen. Wie die Chinesen glaubten, liegt das Leben und seine Beschreibung in den Pulsen — für jene, die demütig und geschickt genug sind, zu fühlen.

火

FEUER

3. Kapitel

FEUER

Was ist das Element Feuer? Es ist Wärme und Licht, es erzeugt Wärme und Licht. Es ist kraftvoll und antreibend, voll Funken sprühender Lebenskraft; in seiner Aktivität glänzend, aufregend und farbenfreudig. Mit ihm in Berührung zu kommen heißt, seine Gegenwart zu spüren. Wir können es dazu verwenden, Energie zu erzeugen und zu leiten. *Feurig* zu sein bedeutet, voller Aufregung über das Leben zu sein. *Angefeuert* werden bedeutet, angetrieben werden von der Begeisterung für etwas. Feuer bezieht sich, in gewisser Hinsicht, immer auf Leben. Es ist ein Lebens-Prinzip. Feuer ist aktiv, es steigt nach oben. Sein Wesen ist lebendig. Ein Funke, eine Flamme, ein heller Schein sind Bilder vom Feuer. Ein Feuer im häuslichen Herd erzeugt die Atmosphäre von Wärme und Geborgenheit. Die Sonne ist Feuer — mit ihrem Rhythmus in unserem Leben, ihrer Symbolik als Lebensspenderin, ihrer Realität als Teil des Lebenszyklus, ihren wärmenden, nährenden Strahlen. Wir sind Feuer.

Ich möchte eine der Vorstellungen herausgreifen, die wir mit Feuer verbinden, und sie auf uns menschliche Wesen anwenden: die Vorstellung, Wärme zu haben und Wärme zu geben. Der gesunde Mensch braucht Wärme, er ist warm, und er kann andere Menschen wärmen. Was geschieht aber mit jemandem, der nicht gesund ist, der kein Feuer im Innern hat, und der deshalb körperlich und gefühlsmäßig kalt ist? Es gibt so viele Symptome, mit denen die Körpergeistseele eine Störung im Element Feuer ausdrücken könnte: heiße, schmerzende Gelenke, die sich anfühlen, als ob sich Feuer an bestimmten Stellen entzündet hätte und jetzt dort wütete; Fieber; sich ausgedörrt und öde fühlen in Körper, Geist und Seele; ein Fehlen von Wärme und Offenheit für andere Menschen, selbst wenn sie einem nahestehen; sexuelle Kälte, weil das Feuer erloschen ist und nicht wieder entzündet werden kann; ein schwacher Blutkreislauf mit kalten Gliedmaßen; Krampfadern, Hämorrhoiden, Hitzewallungen; Sodbrennen; Verdauungsprobleme.

Das Feuer-Element hat die gleichen Kategorien der Entsprechungen wie das Holz-Element; die Entsprechungen selber sind aber die spezifischen Ausprägungen des Feuer-Elementes. Sie geben uns Informationen, mit denen wir den Zustand der Ch'i-Energie in der Körpergeistseele im Hinblick auf das Feuer diagnostizieren können.

Die *Farbe*, die mit dem Feuer verbunden ist,
ist *Rot*

Eine Unausgeglichenheit in diesem Element wird sich im Gesicht als eine rötliche Färbung zeigen. *»Wenn ihre Farbe Rot ist wie Blut, dann sind sie ohne Leben.«*[1] Aber auch das völlige Fehlen von Rot, eine Art aschfahle Färbung, könnte ein Anzeichen einer Unausgeglichenheit in Feuer sein. Rot zu lieben oder zu verabscheuen deutet auf eine Unausgeglichenheit im Feuer hin. *»Die äußere Erscheinung und die Gesichtsfarbe müssen oben und unten sowie rechts und links beachtet werden, denn jedes hat seine Bedeutung.«*[2]

Die *Jahreszeit*, die dem Feuer entspricht,
ist der *Sommer*

»Die drei Monate des Sommers werden die Zeit des üppigen Wachstums genannt. Der Atem von Himmel und Erde vereinigt sich und ist wohltuend. Alle Dinge stehen in Blüte und beginnen, Früchte zu tragen«;[3] es ist die Zeit, *»in der wir für unsere Entfaltung Sorge tragen müssen.«*[3] *»Der Puls im Sommer ist der des Herzens; und Feuer ist das Element des Südens. Alle Dinge der Schöpfung blühen und gedeihen, und deshalb ist der Atemzug eines jeden Lebewesens voll, wenn er kommt, und er nimmt ab, wenn er geht, und folglich soll er wie ein Hammer sein. Ist es umgekehrt, dann sind sie krank.«*[4] Was in der Natur im Sommer geschieht, das geschieht genauso im Menschen; die Blüten bringen Früchte hervor im Verlauf ihres Reifeprozesses, die Dinge erreichen ihre Erfüllung, die Erde ist voll von Überfluß, Leben und Wärme. Der gleiche Prozeß der Erfüllung und Reifung findet, den Vorstellungen der Chinesen gemäß, in unseren Gedanken und Erfahrungen, im Körper und in den Gefühlen statt. Die Samen werden im Frühjahr gesät. Sämlinge wachsen heran und blühen; sie beherbergen kleine Früchte, die größer werden und schließlich, wenn sie fertig sind, zur Erde herabfallen. Was geschieht, wenn es keine Blüte gibt und die Frucht nicht wächst, sondern welkt und ihr Leben verliert? Ein Mensch könnte folgende Symptome entwickeln: er wird unfähig, zu Ende zu führen, was immer er begonnen hat; er verliert das Gefühl und die Fähigkeit für den Gebrauch eines Armes oder Beines; er hat ein allgemeines Unwohlsein, aus dem heraus er nichts zuwege bringt. Vom Innern des kranken Menschen her ist die Ähnlichkeit mit dem Geschehen in der Natur sehr real und liefert eine Handhabe für das Verständnis seiner eigenen Prozesse. *»Eine dem mittleren Teil des Sommers eigentümliche Krankheit wird im Bereich von Brustkorb und Rippen lokali-*

siert.«[5]

Die *Organe*, die mit dem Feuer verbunden sind, sind *Herz* und *Dünndarm*

Neben diesen gibt es noch zwei Funktionen, die Kreislauf-Sexualität und Dreifacher Erwärmer genannt werden.

»Das Herz ist wie der Minister des Herrschers, er zeichnet sich durch Einblick und Verständnis aus.«[5a] Das Herz *»hat die Rolle des 'Fürsten' inne, von dem richtungsweisender Einfluß und klare Einsicht ausgehen.«*[6] Professor Worsley beschreibt es als den *Obersten Leiter*, der die Tätigkeiten der Körpergeistseele überwacht.[7] In den Akupunktur-Schriften der Japaner wird das Herz als heilig beschrieben, und sie behandeln es selten direkt. Man kann sich leicht vorstellen, was passiert, wenn der Oberste Leiter krank wird: im ganzen Menschen entsteht ein Chaos, eine Art innere Panik und ein Verlust der Kontrolle. Der innere Frieden und die Harmonie werden erschüttert, und der Mensch erlebt Symptome, die den schwachen Zustand anzeigen.

»Der Dünndarm ist wie ein Beamter, dem Reichtümer anvertraut werden; er erzeugt Veränderungen der körperlichen Substanz.«[8] Laut Porkert hat der Dünndarm *»die Rolle des Organs inne, welches die Nahrungsfülle aufnimmt und verwandelt. Mit anderen Worten, in ihm werden die feinen und die groben, klaren und trüben, festen und flüssigen Bestandteile gesondert und sodann weiterverteilt.«*[9] Professor Worsley beschreibt den Dünndarm als den *Scheider des Reinen vom Unreinen*. Dies geschieht auf allen Ebenen unserer Erfahrung. Es wird ständig aussortiert: der Nährwert wird behalten, und der Abfall wird dorthin weitergeleitet, wo er aus der Körpergeistseele wieder entfernt werden kann. Wir können zu Recht behaupten, daß es einen Dünndarm der Gefühle, der Ideen und der Gedanken gibt, in dem der Abfall vom Unentbehrlichen getrennt wird. Falls diese Funktion des Aussortierens nicht in Höchstform arbeitet, entstehen Symptome, die das Durcheinander der Körpergeistseele zum Ausdruck bringen: Schwierigkeiten beim Hören könnte man als die Unfähigkeit beschreiben, Töne voneinander zu trennen; oder Verdauungsstörungen als die Folge schlechter Sortierung. Im Rahmen des westlichen Denkens ist es schwierig, sich vorzustellen, daß der Dünndarm etwas mit den Ohren zu tun hat. Und was geschieht in den anderen Funktionen, z.B. in der Gallenblase — dem Organ, das die *Entscheidungen trifft* —, wenn der Sortierer nicht angemessen arbeitet? Entscheidungen sind schwierig und frustrierend, wenn die Information nicht eindeutig ist. Erstaunlicherweise fühlen wir es, wenn mit einer unserer lebenswichtigen Funktionen etwas verkehrt läuft. Und indem wir die mit ihnen verbundenen

Lebensbereiche erkennen, können wir auch nach und nach den Umfang jeder Funktion verstehen.

Die Funktion *Kreislauf-Sexualität* hat keine Organ-Struktur; sie wird aber oft mit dem Herzbeutel in Verbindung gebracht, dem Muskel des Herzens. Im Nei Ching steht, daß Kreislauf-Sexualität, *»die Mitte des Brustkorbes (der Teil zwischen den Brüsten), wie der Beamte des Zentrums die Untertanen in ihren Freuden und Vergnügungen lenkt.«*[10] Professor Porkert übersetzt dies mit *abhängiger Gesandter.* Professor Worsley spricht von Kreislauf-Sexualität als dem *Beschützer des Herzens.* Er ist verantwortlich für den Blutkreislauf und die sexuellen Sekretionen. Als Beschützer behütet er die Funktionen des Obersten Leiters, so daß dessen Tätigkeit ohne Unterbrechungen vorangeht. Der Beschützer übernimmt die Beulen, blauen Flecken und Traumata, die der Leiter aushalten müßte, wenn er nicht beschützt würde. Die Kreislauf-Sexualität ist wie ein Puffer, der die harten Schläge einsteckt, so daß die Unversehrtheit der Körpergeistseele vollständig erhalten bleibt. Wie müde und erschöpft muß diese Funktion werden, wenn sie Tag für Tag, Jahr für Jahr schwere Schläge zu ertragen hatte. Und wenn das alles auf das Herz selbst eingestürmt wäre!

Wir können Kreislauf-Sexualität, wegen ihrer engen Beziehung zum Herzen, auch mit den Assoziationen beschreiben, die wir mit dem Herzen verbinden: die verschiedenen Liebesbeziehungen werden von ihr behütet; die Vitalität und die Ernährung des Blutes, das durch unsere Gefäße fließt, werden von ihr kontrolliert; die Säfte, die die Leichtigkeit und das Überfließen in der sexuellen Erfahrung ermöglichen, hängen von ihr ab. Der Puls des Lebens wird von Kreislauf-Sexualität regiert. Es ist offenkundig, was geschieht, wenn die Energie in Kreislauf-Sexualität sich nicht im Einklang befindet mit sich selbst oder mit dem übrigen Teil der Körpergeistseele. Sie agiert außerordentlich kraftvoll und ausgleichend. Hunderte von Symptomen, die man auf diese Funktion zurückführen kann, werden in der Westlichen Medizin falsch oder gar nicht diagnostiziert, nur weil sie nicht erkannt wird. Die Kenntnis von Kreislauf-Sexualität zusammen mit dem Dreifachen Erwärmer ist vielleicht das größte Geschenk, das die Traditionelle Chinesische Heilkunde den Therapeuten in der westlichen Welt und dem Leiden kranker Menschen anzubieten hat.

Der *Dreifache Erwärmer*, auch Drei-Erwärmer genannt, ist die Schwester-Funktion von Kreislauf-Sexualität und arbeitet eng mit ihr zusammen. Obwohl kein anatomisches Organ mit dem Dreifachen Erwärmer in Wechselbeziehung steht, glauben die Chinesen, daß er alle Organe beschützt und daß die gesamte Wärme von seiner Funktion kontrolliert wird. Es gibt im *Nei Ching* bestimmte Verweise auf die *Brenn-Räume* und ihre Beziehung zur

Lunge und den Wasserstraßen von Blase und Niere. *»Die drei Brenn-Räume sind wie Beamte, die den Bau von Gräben und Schleusen planen, und sie erschaffen die Wasserstraßen.«*[11] *»Die Atmosphäre ihrer Lunge wird blockiert sein durch den unteren Brenn-Raum.«*[12] Diese drei Brenn-Räume werden die Drei Chou genannt.

Die Drei Chou unterteilen den Rumpf in drei Gebiete. *»Man fühlt mit der Hand und untersucht so die drei Abschnitte des Körpers... ob sie übermäßig gefüllt oder bedürftig sind, und man bringt sie in Einklang.«*[13] Jeder Raum (Chou) entspricht bestimmten inneren Organen: Herz und Lunge dem oberen Chou (Brenn-Raum); Magen, Milz, Gallenblase, Leber und Dünndarm dem mittleren Chou; Dickdarm, Blase und Nieren dem unteren Chou. Diese Zusammenhänge zeigen uns die Verbindung des Dreifachen Erwärmers mit Atmung, Verdauung und Ausscheidung.

Der Dreifache Erwärmer ist das Heizungs-System der Körpergeistseele. Es hält Temperatur und Wärme auf dem für das ganze System optimalen Stand, damit es seine tägliche Hausarbeit in Behaglichkeit, Harmonie und Ausgeglichenheit erledigen kann. Die drei Chou müssen miteinander im Einklang sein, damit jeder die Temperatur der Organ-Systeme seines Einflußbereiches aufeinander abstimmen kann. Wenn diese Funktion, und deshalb der gesamte Wärmehaushalt der Körpergeistseele, aus dem Gleichgewicht gerät, entstehen abwechselnd heiße und kalte, gefühlmäßige und körperliche Stauungen — eine Art Yoyo im Organismus.

Weil der Dreifache Erwärmer mit allen Organen verbunden ist, sollte man immer, wenn die Energie irgendeines Organs in Unordnung ist, zunächst beim Dreifachen Erwärmer prüfen, wie stark und klar seine Energie ist. Solange nicht der Dreifache Erwärmer im Zusammenhang mit den anderen Funktionen betrachtet wird, kann man die Ursache der Krankheit eines Menschen nicht wirklich genau diagnostizieren. Kreislauf-Sexualität und Dreifacher Erwärmer sind zwei unserer mächtigsten Funktionen. Im Hinblick auf Harmonie, Wärme und innere Verbindung hängt alles von ihnen ab.

Die *Tageszeiten*, die mit dem Feuer verbunden sind

Für das Feuer gibt es zwei Zeiten am Tag: das Herz hat seinen Höhepunkt in der Zeit zwischen 11 und 13 Uhr, der Dünndarm im Anschluß daran von 13 bis 15 Uhr. Die Zeit von Kreislauf-Sexualität ist von 19 bis 21 Uhr, gefolgt vom Dreifachen Erwärmer von 21 bis 23 Uhr. Diese Zeiten basieren auf der Sonnenzeit. Lebten wir im Rhythmus und Zyklus der Sonne, nähmen alle unsere natürlichen Funktionen ihre Ordnung ein. Ein gutes Beispiel für diesen Sonnen-Zyklus ist die zeitliche Bestimmung der zwei Feuer-Funktionen, Kreislauf-Sexualität (19-21 Uhr) und Dreifacher Erwärmer (21-23 Uhr). Die natürliche Zeit, im Bett zu liegen, und so die natürliche Zeit zu lieben, ist gerade nach Sonnenuntergang, und deshalb sind zweifellos Kreislauf-Sexualität und Dreifacher Erwärmer mit diesen Stunden verbunden.

> *Vom Süden kommt extreme Hitze. Hitze erzeugt Feuer und Feuer erzeugt den bitteren Geschmack. Der bittere Geschmack stärkt das Herz, das Herz ernährt das Blut, und das Blut belebt den Magen. Das Herz regiert die Zunge.*
>
> *Die (übernatürlichen) Kräfte des Sommers erzeugen Hitze im Himmel und Feuer auf der Erde. Sie erzeugen den Puls im Körper und die Hitze in den Eingeweiden. Von den Farben erzeugen sie die rote Farbe, und von den Noten in der Musik erzeugen sie 'chi', und sie geben der menschlichen Stimme die Fähigkeit, Freude auszudrücken. In Zeiten der Aufregung und des Wandels geben sie uns die Fähigkeit zur Trauer und zum Kummer. Von den Körperöffnungen erzeugen sie den Mund mit seinem Gaumen; von den Geschmacksrichtungen erzeugen sie den bitteren Geschmack, und von den Gefühlsregungen erzeugen sie Glück und Freude.*[14]

Der obige Auszug enthält eine kurze Darstellung der übrigen Entsprechungen des Feuer-Elementes. Die Sprache der Klassiker ist oftmals ein wenig dunkel, aber das Wesentliche ist klar, und es ist das Wesentliche der Entsprechungen, das uns als Grundlage für die Diagnose dient.

Die *Himmelsrichtung* des Feuers ist der
Süden

»Nahrung und Wachstum kommen aus dem Süden.«[15] Bestimmte Krankheiten stehen nach dem *Nei Ching* mit dem Süden in Beziehung. *»Ihre Krankheiten sind verspannte Muskeln und taube Glieder.«*[16] Offensichtlich hat das Vorherrschen dieser Symptome im Süden diese Entsprechung entstehen lassen. Der zentrale Nabel-Puls verweist auf das Feuer-Element, wenn er sich außerhalb des Zentrums in südlicher Richtung befindet.

Der *Geschmack*, der dem Feuer entspricht,
ist *bitter*

»Wenn sich in der Nahrung zuviel Bitteres befindet, trocknet die Haut aus, und das Körper-Haar fällt aus. Das Herz sehnt sich nach dem bitteren Geschmack.«[17] *»Der bittere Geschmack hat eine stärkende Wirkung.«*[18] Eine Darstellung von Bitter im Zusammenhang mit Feuer gibt Joseph Needham: *»Die Assoziation des Bitteren mit Feuer, die vielleicht von den fünf am wenigsten offensichtlich ist, mag die Erhitzung bei der Zubereitung von Abkochungen der Heilpflanzen einbeziehen, die wahrscheinlich die bittersten der uns bekannten Substanzen sind. Eine Verbindung von 'heiß' und 'bitter' wäre auch in den Gewürzen gegeben.«*[19] Der bittere Geschmack ist im Vergleich zum süßen schwer zu finden, aber grünes Blattgemüse, Kaffee, Tee, Schokolade (ohne Zucker), alles Gegrillte oder Angebrannte sind bitter. Dieser Geschmack muß in den Speiseplan integriert werden, um die anderen Geschmacksrichtungen auszubalancieren. Eine Unausgeglichenheit im Feuer-Element würde wahrscheinlich eine extreme Berücksichtigung des bitteren Geschmacks verursachen.

Die *Körperöffnung* des Feuers sind die
Ohren

»Rot ist die Farbe des Südens, sie durchdringt das Herz und legt die Ohren offen...«[20] Wir haben über den Dünndarm als Teil des Feuer-Elementes und über seine Verbindung zur Tätigkeit der Ohren, die Töne zu sortieren, gesprochen. Ohrenschmerzen, Ohrenklingen, Taubheit in verschiedensten Formen, sowie Höranomalien — sie alle sind verbunden mit den Funktionen des Feuers. Das heißt, das Herz als *Oberster Leiter*, der Dünndarm als *Scheider des Reinen vom Unreinen*, Kreislauf-Sexualität als *Beschützer des Herzens* und Dreifacher Erwärmer als *Beamter der Wärme und der Instandhaltung* — sie alle sind beteiligt am Prozeß des Hörens, soweit er sich auf die Ohren als Körperöffnung bezieht. In den Meridian-Entsprechungen werden wir sehen, daß die Feuer-Meridiane auch in der Nähe der Ohren verlaufen.

Das *Sinnesorgan* des Feuers ist die
Zunge

»Der Mund mit seinem Gaumen«[21] — im Unterschied zum Mund selbst, der mit den Elementen Erde und Metall verbunden ist. Das Aussehen der Zunge liefert Informationen über das Feuer-Element, insbesondere über Herz und Blutkreislauf. Diese Information ist uns auch im Kontext der Westlichen Medizin vertraut. Obwohl die Zunge im allgemeinen das Feuer-Element beschreibt, ist sie darüber hinaus noch in Abschnitte gegliedert, die über jedes

Element Informationen enthalten. *»Das Herz regiert die Zunge.«*[22] Weil die Sprache weitgehend von der Zunge gesteuert wird, können viele Sprechmuster und Sprachfehler wie Stottern oder undeutliches Sprechen Symptome für ein Feuer-Ungleichgewicht sein. Über die Sprache bringen wir für die Welt um uns herum zum Ausdruck, wer wir sind, und über das Hören entdecken wir durch die Töne, wer die Welt um uns herum ist. Beide Sinne setzen ein Bezogen-Sein voraus — sie sind eingebettet in dasjenige Element, das die Beziehungen am meisten bestimmt, nämlich das Feuer-Element. Es ist allerdings nicht so, daß alle anderen Elemente vom jeweiligen Bereich des Lebens ausgeschlossen sind, den eines von ihnen regiert. Die Elemente sind so eng miteinander verbunden, daß sie niemals wirklich voneinander getrennt werden können.

Die *Körperflüssigkeit* des Feuers ist der *Schweiß*

»... er tritt aus durch die Poren der Haut.«[23] Schweiß ist ein spannendes natürliches Phänomen, das oft als selbstverständlich angesehen wird. Die Chinesen erkannten seinen Platz in der Erhaltung des Lebens, und sie waren sich der Konsequenzen bewußt, die ein Mangel oder Zuviel an Schweiß für das ordnungsgemäße Funktionieren des Menschen bedeuten können. *»... wenn die Menschen in der Sommerhitze nicht frei schwitzen, werden sie im Herbst Wechselfieber bekommen.«*[24] *»Wenn die Menschen (nur) teilweise schwitzen, werden sie sich eine partielle Lähmung zuziehen. Wenn der Schweiß sichtbar wird und mit Feuchtigkeit zusammentrifft, werden Hautausschläge und eine geschwächte körperliche Verfassung die Folge sein.«*[25] Bei einigen Krankheiten nahm man an, daß sie durch Schwitzen gebrochen und beendet werden könnten. Die Chinesen glaubten, Schwitzen sei eine *Entlastung*[26], die der Körpergeistseele die Möglichkeit gibt, sich durch und durch zu reinigen. Obwohl der Schweiß meistens mit dem Feuer verbunden wird, ist diese Körperflüssigkeit ein gutes Beispiel für die wechselseitige Verbindung der Elemente, denn Überanstrengung innerhalb eines Elementes kann sich jeweils unterschiedlich auf das Schwitzen auswirken.

> *Nach schwerem Essen und Trinken wird Schweiß vom Magen erzeugt. Wenn jemand erschüttert und erschrocken ist, wird sein Geist und seine Lebenskraft verletzt, und Schweiß wird vom Herzen erzeugt. Wenn jemand eine schwere Last trägt, während er eine lange Reise macht, wird Schweiß von den Nieren erzeugt. Wenn jemand beim schnellen Marschieren ängstlich und voller Furcht ist, wird*

Schweiß von der Leber erzeugt. Wenn der Körper von schwerer Plackerei gebeutelt wird, wird Schweiß von der Milz erzeugt.[27]

An dieser Stelle scheint es mir sinnvoll, auf die chinesische Auffassung vom Menschen als einem einzigartigen Individuum hinzuweisen. Wenn zwei Menschen vielleicht die gleichen Symptome zeigen, folgt daraus nicht, daß ihre Diagnose und Behandlung identisch wären. Tatsächlich ist dies der Grund dafür, daß die Traditionelle Chinesische Akupunktur nicht über Symptome diagnostiziert. Symptomatische Akupunktur geht das Risiko einer Fehldiagnose ein, weil sie den Menschen nicht als eine Ganzheit betrachtet und deshalb den immer einzigartigen Hilferuf überhört.

Die *Gefühle* des Feuers sind *Freude und Glück*

Dichter haben seit Ewigkeiten das Herz mit Glück und Traurigkeit in Verbindung gebracht. *Gebrochene Herzen, Halbherzigkeit, Gutherzigkeit, sich ein Herz fassen...* beschreiben einen menschlichen Zustand in der Elementarsprache. So wie sich diese Ausdrücke auf Freude beziehen, haben sie auch einen Bezug zu der psychischen Stärke, die das Feuer-Element umgibt, von dem das Herz eine Funktion ist. Dem Beschützer des Herzens, Kreislauf-Sexualität, fällt es auch zu, uns Freude und Vergnügen in einem ausgewogenen Verhältnis zu erhalten. Die alten Weisen lebten so, daß »*...sie in ihren Vergnügungen und Freuden würdevoll und gelassen waren. Sie folgten ihren eigenen Wünschen, und sie richteten ihren Willen und ihren Ehrgeiz niemals auf die Verfolgung eines Ziels, das ohne Bedeutung war.*«[28] Die Chinesen erkannten in ihrem Wissen über das rechte Maß, daß Freude im Exzeß genauso schadet wie ein Übermaß an Wut; zu wenig Freude ist ebenso schädlich. Der Wunsch nach ewigem Glück ist unerfüllbar; und wer es ohne Maß in der Arbeit oder im Spiel sucht, kann zuviel Druck auf das Feuer-Element ausüben, und dafür muß man bezahlen. Oftmals ist das Symptom Bluthochdruck der Weg der Körpergeistseele, uns zu sagen: *Nimm es leichter — oder ich werde diesem Druck erliegen!* Herzanfälle sind häufig der Tropfen, der das Faß zum Überlaufen bringt — ein verzweifelter Versuch der Körpergeistseele, uns in unserem übertriebenen Streben zu bremsen; daher kommt auch der tatsächliche Mangel an Freude. Dieser Druck schließt oft sehr viel sexuelle Frustration ein. Eine Unausgeglichenheit in den Gefühlen des Feuers kreist fast immer um zwischenmenschliche Beziehungen.

Der *stimmhafte Ausdruck*, der dem Feuer entspricht, ist *Lachen*

Es ist ein subtiler, manchmal allerdings offen hervortretender Unterton in der Stimme eines Menschen, unabhängig von dem, was er sagt. Die Spur eines Lachens durchzieht oftmals selbst die traurigste Unterhaltung eines Menschen, dessen Feuer unausgeglichen ist; ein Klang, der häufig ein anhaltendes Gekicher ist, nicht zu unterdrücken und schwer faßbar. Oft begleitet auch die vollständige Abwesenheit von Lachen eine Feuer-Unausgeglichenheit. Jedes der beiden Extreme ist bezeichnend. Ein endloser Witzereißer ist das Gegenstück zu einem ernsten, humorlosen, freudlos-unerfreulichen Menschen.

Die *Körperteile*, die vom Feuer regiert werden, sind die *Blutgefäße*

Das Feuer-Element regiert die Blutgefäße und deshalb den Puls aller Organe. *»Die Eingeweide stehen in einem regen Austausch untereinander. Sie sind durch den Blutkreislauf mit dem Herzen verbunden und mit dem Blut, das vom Herzen gespeichert wird, und so füllt das Blut den Puls mit der Lebenskraft (dem Atem).«*[29] Das heißt, der Fluß und der Kreislauf des Blutes, das den ganzen übrigen Körper nährt, werden vom Element Feuer kontrolliert. Deshalb sind solche Bezeichnungen wie Arterienverkalkung, Krampfadern, kalte Hände und Füße, Thrombose alles Namen für Symptome, die aus einem Ungleichgewicht im Feuer hervorgehen.

Die *äußere, körperliche Ausdrucksform* des Feuers ist die *Gesichtsfarbe*

»Die Gesichtsfarbe eines Menschen zeigt an, ob das Herz in einer ausgezeichneten Verfassung ist.«[30] Jemand, der Traditionelle Akupunktur praktiziert, schaut sich das Gesicht eines Menschen genau an, um zu sehen, was dort geschieht, weil ihm damit so wichtige Anhaltspunkte für das Feuer-Element gegeben werden. Es sind nicht so sehr die Farben, die vom Gesicht ausstrahlen, es ist eher die Art des Gesichts-Gewebes, sein Charakter und seine Hautbeschaffenheit.

Die *Fähigkeit*, die vom Feuer verliehen wird, ist die Fähigkeit zu *Traurigkeit und Schmerz*

Es ist eine Kraft, die jedem Menschen verliehen wird. Sie ist als Ausgleich an Freude und Glück gebunden, weil Mensch zu sein es verlangt, daß wir lernen, traurige Umstände zu akzeptieren und zu bekunden. Diese Fähigkeit zeigt sich *»in Zeiten der Aufregung und des Wandels...«*[31]; das sind die Zeiten, in denen Begegnung und Trennung, das Alte und das Neue gegenwärtig sind. Gerade dann wird die Endlichkeit und Bitterkeit des menschlichen Lebens tief empfunden — eine *extreme* Erfahrung, ein Augenblick des Bewußtwerdens.

Der *Geruch*, der mit dem Feuer verbunden ist,
ist *verbrannt*

Jede größere Unausgeglichenheit im Feuer können wir am Körper eines Menschen riechen. Wenn wir diesen Geruch einmal wahrgenommen haben, ist er unverwechselbar und manchmal umwerfend. Es ist nicht die Körper-Ausdünstung, sondern ein ausgeprägter, eigener Geruch. Vom Element Feuer her gesehen, macht es einen Sinn, daß es ein verbrannter, versengter Geruch ist.

Das *Klima*, das mit dem Feuer verbunden ist,
ist die *Hitze*

»Hitze ist schädlich für das Herz.«[32] Demgemäß sagt man vom Südwind, *»er entstehe im Sommer; seine Krankheit wird im Herzen lokalisiert, er führt zu Störungen in der Brust und den Rippen.«*[33] Heißes Wetter im Übermaß kann die Ausgeglichenheit im Feuer umwerfen und so eine oder alle der besprochenen vier Funktionen in Mitleidenschaft ziehen. Hitze ist eine äußere Kraft, mit der wir kämpfen müssen, damit sie der Körpergeistseele nicht schadet. Ein Mensch, der heißes oder sogar warmes Wetter verabscheut oder aber im Gegenteil liebt und ohne es nicht gedeihen kann, drückt wahrscheinlich eine Unausgeglichenheit im Feuer aus. *»Wenn die Elemente der Hitze (im Körper) in Konflikt geraten, verursachen sie jähe Schmerzen im Herzen, gefährliches Erbrechen, Kopfschmerzen, eine rote Gesichtsfarbe und einen Mangel an Schweiß.«*[34]

Der *Lebensaspekt*, den das Feuer kontrolliert,
ist der *Geist*

Die Klassiker nennen das Herz, das einer der Repräsentanten des Feuer-Elementes ist, *»die Wurzel des Lebens; es bewirkt die Vielseitigkeit der geisti-*

gen Fähigkeiten.«[35] *»... das Herz nimmt den Geist, die göttliche Eingebung, auf und beherbergt sie.«*[36] Dies ist die Ausdrucksweise der alten Chinesen, die in dieser Form unseren westlichen Ohren nicht annehmbar klingen mag. Die Grundsätze, die sie vermitteln, sind uns dennoch vertraut und lebenswichtig. Dem menschlichen Leben ist eine Sehnsucht nach Gesundheit eigen, welche die Chinesen als Übereinstimmung und Ausgeglichenheit der Elemente in uns definieren. Diese Sehnsucht besitzt eine Triebkraft, die man Geist nennen könnte — das Prinzip eines Bewußtseins, das Platz und Raum für Erfahrungen schafft; ein lebenswichtiges Zentrum, aus dem heraus wir leben sollen. Wenn diese Sehnsucht, dieser Geist, sich zerstreut und die Integrität der menschlichen Erfahrungen zusammenbricht, dann entstehen Verwirrung, Verzweiflung, Freudlosigkeit. Dann fehlt uns das Herz, und deshalb brechen alle Lebenskräfte zusammen. Das zeigt, wie wichtig der Geist für den kranken Menschen ist, dem die Sehnsucht nach Harmonie fehlt. An diesem Punkt ruft auch der Kriminelle, der lebensüberdrüssig und gegen das Leben gewalttätig ist, um Hilfe.

Die *Träume*, die dem Feuer entsprechen, sind fast voraussagbar

Eine Unausgeglichenheit im Feuer erzeugt gemäß dem *Nei Ching* bestimmte Träume, die Prof. Porkert so übersetzt: Ist die Energie des Herzens *»erschöpft, dann strebt man im Traum nach Feuer... zur rechten Zeit träumt man von Feuer und Flammen«*; ist jedoch die Energie *»üppig, dann träumt man leicht, daß man lacht oder sich fürchtet... Herrscht akute Dysenergie, so erblickt man im Traum Hügel und Berge oder loderndes Feuer.«*[37] Falls das Traummotiv *»dichtbevölkerte Stadtbezirke und Hauptverkehrsstraßen«*[38] sind, liegt darin ein Hinweis auf einen akuten Mangel im Dünndarm. Träume bezeugen die Tätigkeit unserer Energie, selbst wenn wir uns dieser Tätigkeit nicht bewußt sind. Als ein Hilfsmittel der Diagnose verwenden wir sie zur Überprüfung und Erkundung von wesentlichen Unausgeglichenheiten.

Die *anderen* Entsprechungen

Das mit dem Feuer verbundene Getreide ist *klebrige Hirse*; die Frucht ist die *Pflaume*; das Fleisch ist *Hammel- oder Lammfleisch*; das Gemüse ist *einfacher Kohl*. In Verbindung mit den Nahrungsmittel-Entsprechungen der anderen Elemente sind sie die Grundlage für eine wohltuende und nahrhafte Ernährung. Wir benutzen das Wissen um diese Nahrungsmittel-Entsprechungen in der Behandlung.

Die mit dem Feuer verbundene Zahl ist *sieben*. Dies ist abgeleitet aus der Philosophie vom Ursprung der Elemente. Die Erde brachte das Feuer hervor; und der Himmel vervollständigte es als Siebentes in der Ordnung der Erzeugung und Vervollständigung.

Die mit dem Feuer verbundene Musik-Note ist *chih*. Sie ähnelt dem Klang der Mundharmonika mit 36 Rohrblättern. Die Note ist aus der Fünf-Ton-Leiter abgeleitet. *»Man muß verstehen, daß Musik aus fünf Noten besteht«*[39]; *»die fünf Eingeweide sind verbunden mit den fünf klar unterschiedenen Musik-Noten.«*[40] Die Eingeweide werden als die YINyang-Organe betrachtet; es sind Herz, Leber, Nieren, Lunge, Milz.

Die *Meridiane*

Sie entsprechen dem Herzen, dem Dünndarm, der Kreislauf-Sexualität und dem Dreifachen Erwärmer. An diesen Meridianen entlang finden wir die Akupunktur-Punkte, an denen die Energie im Feuer wieder ins Gleichgewicht gebracht werden kann. Es ist wichtig, diese Meridiane sehr genau zu kennen, wenn es an die Behandlung geht, so daß wir die Punkte fehlerfrei finden, genau über ihren Geist Bescheid wissen und einen guten Überblick haben über ihren äußeren und inneren Verlauf.

Es fällt mir schwer, die Organe und ihre Funktionen auch weiterhin mit ihren Westlichen Bezeichnungen zu benennen. Für die Chinesen bedeutet z.B. das 'Herz' viel mehr als die mit ihm verbundene anatomische Struktur. Die Meridiane, die den Organen entsprechen, gehören zur Sphäre des jeweiligen Organs, und dieser Bereich ist ein integraler Bestandteil des gesamten menschlichen Organismus. Es ist irreführend zu sagen, es gibt ein Problem im Herzen, ohne zu erkennen, was die Chinesen unter 'Herz' verstanden, und daß seine Einflußsphäre nicht derjenigen entspricht, wie wir sie uns im Westen vorstellen.

Der Meridian des Herzens beginnt unter der Armgrube in der Mitte der Achselhöhle. Er zieht sich am Arm entlang abwärts und endet am kleinen Finger an der Innenseite des Fingernagels. Der Meridian ist bilateral und hat 9 Punkte, die alle sehr machtvoll sind für die Bewegung der Energie, die mit der Sphäre des Herzens verbunden ist. Beim Klang der Namen der Punkte wie *Pfad des Geistes* oder *Pforte des Geistes* begreifen wir allmählich das Wirken der Energie in diesem Meridian. Wie alle anderen Meridiane führt der Herz-Meridian weiter auf eine tiefere Ebene und über Verbindungspunkte zu den anderen Funktionen und beeinflußt so deren Energiefluß. Es stimmt zwar, daß keine Funktion im Körper die wichtigste ist, dennoch wird das Herz als der *Oberste Leiter* mit großer Ehrfurcht behandelt und niemals

als Selbstverständlichkeit betrachtet. So vermitteln japanische Akupunktur-Lehrbücher den Eindruck, das Herz sei zu heilig, um es zu berühren.

Als wir eines Tages im Unterricht lernten, die Punkte des Herz-Meridians zu finden, wurde ein Schüler ermahnt, beim Abtasten sanfter vorzugehen, um nicht die Energie des Meridians zu beeinflussen. Es war zu spät. Das Blut schoß ihm ins Gesicht und färbte es rot wie eine rote Rübe. Er wurde ohnmächtig. Professor Worsley mußte ihn wiederbeleben, indem er andere Akupunkturpunkte zu Hilfe nahm.

Der Dünndarm-Meridian, der Schwester-Meridian des Herzens, beginnt am kleinen Finger an der Außenseite des Fingernagels, ebenfalls bilateral. Der Meridian zieht sich den Arm hinauf, über das Schulterblatt entlang der Rückseite der Schulter, den Hals hinauf bis ins Gesicht, wo er mit dem 19. Punkt vor dem Ohr endet. Daß er *Palast des Hörens* genannt wird, gibt uns einen Hinweis auf das Wesen dieses Punktes und des Meridians, es zeigt die Verbindung zwischen dem Dünndarm und den Ohren.

Der Kreislauf-Sexualität-Meridian beginnt im vierten Rippen-Zwischenraum gerade neben der Brustwarze. Er ist bilateral; er zieht sich den Arm hinunter, über die Innenseite der Hand, und endet mit dem 9. Punkt am Mittelfinger auf der Innenseite des Fingernagels. Nach der Erörterung der Funktion von Kreislauf-Sexualität sind wir über Namen wie *Himmlischer Wächter*, *Himmlische Quelle* und *Palast des Überdrusses* nicht überrascht; diese Namen veranschaulichen den Geist von Kreislauf-Sexualität, einer der Funktionen des Feuer-Elementes.

Der Meridian des Dreifachen Erwärmers, des Schwester-Meridians von Kreislauf-Sexualität, beginnt am Mittelfinger an der Außenseite des Fingernagels, zieht sich an der Außenseite des Arms hinauf, über die Schulter und über den Hals hinauf, unter und hinter dem Ohr entlang und endet neben der Augenbraue. Der Meridian ist bilateral und hat 23 Punkte. Ihre Namen, wie *Reiner kalter Abgrund*, *Pforte der Sekretion* oder *Begegnung mit den Vorfahren*, veranlassen uns, den Dreifachen-Erwärmer-Meridian genauer zu erforschen. Er ist beschäftigt mit dem *Gleichgewicht von Sympathien und Antipathien, mit der Wärme der Familienbeziehungen und der sozialen Bindungen*; er begleitet den *Abbruch von Beziehungen, Entfremdungen, Verzweiflung, tiefe Depression, Mißtrauen, Ängste und Unruhe*.

Die *Pulse*

Die Puls-Entsprechungen des Feuer-Elementes werden dazu benutzt, den Zustand der Ch'i-Energie der vier Funktionen des Feuer-Elementes zu beurteilen. *»Man muß zunächst die Pulse ermitteln...; dann kann man die Zeit* *des Eingreifens festlegen und schließlich die Zeit von Leben und Tod bestimmen.«[41] »Der Puls des Herzens sollte wie die Schläge eines Hammers klingen (ununterbrochen).«[41a] »Eine Krankheit zu behandeln und eine Krankheit zu heilen heißt, ... den Puls im Hinblick darauf zu untersuchen, ob er blüht oder sich verschlechtert und ob die Krankheit noch jung ist.«*[42]

> *Der Gelbe Kaiser fragte: Was wird geschehen, wenn es ein Übermaß an Puls-Aktivität im Sommer gibt? Wird die Krankheit dann den gesamten Organismus in Mitleidenschaft ziehen?*
>
> *Ch'i Po antwortete: Ausschweifungen führen dazu, daß der Körper heiß wird und die Haut und das Fleisch schmerzen; der Körper wird allmählich anschwellen und lebensunfähig werden, und es werden Herz-Störungen auftreten; im oberen Bereich kommt es zu Husten und Auswurf, im unteren strömt der Atem des Lebens aus.*[43]

Wir finden viele Beschreibungen der Pulse bei den Klassikern. Ich führe mehrere an, denn sie zeugen von der Bedeutung der Pulse in der Chinesischen Heilkunde. Das nachfolgende Zitat schildert die Pulse hinsichtlich der vorbeugenden Akupunktur: *»Der Puls verfügt über Möglichkeiten, uns anzuzeigen, ob der Patient den Gesetzen der vier Jahreszeiten folgt oder sie mißachtet, und ob es verborgene Symptome gibt oder nicht...«*[44] Es folgt eine Beschreibung des Herz-Pulses:

> *Wenn ein Mensch gelassen ist und gesund, dann ist der Puls im Fluß, und seine Schläge sind aneinandergereiht wie die Perlen einer Kette aus roter Jade — dann kann man von einem gesunden Herzen sprechen.*
>
> *Wenn ein Mensch krank ist, dann rast der Puls seines Herzens und keucht. Falls dieses Keuchen ununterbrochen ist und von innen her kommt und die Puls-Schläge nicht in Ordnung sind und klein — dann kann man von einem kranken Herzen sprechen.*
>
> *Zum Zeitpunkt des Todes fließt der Puls des Herzens noch vorn, aber hinten ist er fehlerhaft und kraftlos, und dann steht er still, als ob er von einem Gürtel oder einem Haken zurückgehalten würde — dann kann man vom Tod des Herzens sprechen.*[45]

Jene, die den inneren Körper kennenlernen möchten, fühlen den Puls und erhalten so die Grundlagen der Diagnose.[46]

Es muß daran erinnert werden, daß die Pulse, die wir hier besprechen, spezifische Energie-Pulse sind — und nicht der Puls des Blutkreislaufes, obwohl die Energie-Pulse sich an den Arterien befinden, was besonders einfach über der Speichenschlagader am Handglenk zu fühlen ist.

Die Pulse für Herz und Dünndarm werden an der linken Hand in der ersten Position gelesen. Der Oberflächen-Druck stellt den Dünndarm-Puls fest, der tiefere Druck den Herz-Puls. Das Ertasten ist sanft und wird in großer Konzentration durchgeführt, in Ruhe und Klarheit.

Die Pulse für Kreislauf-Sexualität und Dreifacher Erwärmer werden an der rechten Hand in der dritten Position gelesen. Der Oberflächen-Druck stellt den Puls des Dreifachen Erwärmers fest, der tiefere Druck den Puls von Kreislauf-Sexualität. Jeder Puls hat eine Schwester, deshalb werden zwei in derselben Position gelesen, allerdings mit unterschiedlichem Druck. Das sind die Paare. Die Pulse der Position an der Oberfläche sind yinYANG, die Pulse der tiefen Position YINyang. Das ist wesentlich, denn diese Paarung erhält das Gleichgewicht der beiden untrennbaren kosmischen Kräfte — Yin-Yang —, von denen die Harmonie der Ch'i-Energie abhängt.

土

ERDE

4. Kapitel

ERDE

Was ist das Element Erde? Es ist der Boden unter unseren Füßen, es ist unsere Verbindung zur Welt und zum gesamten Universum. Mutter Erde, von der wir Nahrung, Beistand und Leben erhalten. Was wir essen, ist aus der Erde gewachsen. Unsere Füße stehen in diesem Augenblick auf der Erde. Unser Dasein wird davon bestimmt, wie wir uns in diesem Leben auf der Erde einrichten. Reichtum, Fruchtbarkeit und Fülle sind mit der Erde verbunden. Standfestigkeit, Mit-beiden-Füßen-auf-dem-Boden-Stehen, das Fundamentale — das alles wird mit der Erde verbunden. *Erdhaft* zu sein heißt, eine tief im Sinnlichen wurzelnde Ausstrahlung zu besitzen. Die Erde ist rund; deshalb verweist alles Runde, deuten alle Konturen, Kreise und Zyklen hin auf die Erde. Sie dreht sich um die eigene Achse und folgt beständig einer Kreisbahn. Die Lebenszyklen werden von ihr bestimmt. Die Erde nimmt unter allen Elementen eine Sonderstellung ein, weil sie deren Quelle ist, das Zentrum, aus dem die anderen sich entfalten. Jedes Element steht in ständiger Beziehung zu ihr, kommt in ihrem Reich zum Leben und findet dort den Tod; ein Baum — das Sinnbild des Holz-Elementes — hat seine Mitte in der Erde und wächst in ihr und aus ihr heraus. In der Literatur wird die Erde beschrieben als Schoß und Gruft, als der Anfang und das Ende, als der unendliche Zyklus von Leben, Tod und Wiedergeburt. Der Phönix erhebt sich aus der Asche, jedes Jahr neu geboren, von der Erde. Die Wurzeln unseres wahren Wesens liegen in der Erde, und von ihr leben wir. *Geerdet* sein ist eine existentielle Selbst-Erfahrung — ausgeglichen und beständig sein im Spiel der Kräfte der Welt... Kräfte, die körperlich, psychisch und spirituell sind. Gleichmut und Gleichgewicht entstammen unserer Verbindung mit der Erde. Mitten drin zu sein, zu spüren, daß wir ein integraler Bestandteil des Lebens in uns und um uns herum sind — das hat zu tun mit der Erde. Ein Zentrum zu haben, aus dem heraus wir leben, eine Art Ordnung und Harmonie, die aus dem Innern herrührt — damit beschreiben wir die Erde in uns, und nicht, wenn wir von chaotischer, verzweifelter Energie sprechen. Mit sich selbst im Reinen sein, einheitlich, frei von Zwangsvorstellungen und sich überall wie zu Hause fühlen — das ist eine Beschreibung der Erde in uns: Im Innern ausgeglichen und zentriert, draußen in Wechselbeziehungen zu anderen und beteilgt am Ganzen.

Auf dem Hintergrund dieser Beschreibung kann man sich ein Bild machen von einem Menschen, dessen Erde krank ist. All das kann verrücktspielen, wie wenn Kreisläufe ihre Bahn verlieren. Es wird sich nicht nur in den äußeren, offensichtlichen Lebensrhythmen ereignen, wie etwa der Menstruation, sondern bei allen rhythmischen Abläufen, wie dem Schlafen, der Atmung, dem Denkprozeß, der Harmonie und Koordination des Körpers. Krankheiten mit der Bezeichnung Magengeschwür, Appetitlosigkeit, Magenverstimmung, Fettleibigkeit, Erbrechen, Unterleibsschwellungen, Überproduktion von Magensäure und Magenkrämpfe sprechen uns in mancher Hinsicht auf das Element Erde an. Es muß tatsächlich alles, was mit der Nahrungsaufnahme und dem Nahrungsprozeß zu tun hat, mit diesem Element in Verbindung gebracht werden. Andere Schwierigkeiten, die man als Amenorrhoe, Menorrhagie, Dysmenorrhoe usw. bezeichnet, haben mit dem Menstruationszyklus zu tun; sie zeugen von der Unterbrechung des natürlichen Flusses, von der Störung der natürlichen Harmonie im Rhythmus — ohne Zweifel ein Zeichen der Unausgeglichenheit im Element Erde. Ein Mensch, dessen Leiden von einem Ungleichgewicht im Element Erde herrührt, kann Symptome aufweisen, die eine Störung seines Gleichgewichtes, seines Gleichmutes und seiner Erdung anzeigen. Nervosität, Flatterhaftigkeit, Unbeständigkeit, Unausgeglichenheit, das Gefühl, *den Boden unter den Füßen zu verlieren*, sich ausgeschlossen, einsam, heimatlos fühlen — das sind Anzeichen der Erschöpfung im Element Erde. Sich seiner selbst nicht sicher und abhängig zu sein von der Gegenwart eines anderen Menschen kann ein Hilferuf des Elementes Erde sein. Wer *für sich* alles fordert und deshalb als egozentrisch bezeichnet wird, der bittet im Grunde darum, daß wir seiner Erde Beachtung schenken und ihm helfen, seinen eigenen Boden und seine Mitte zu finden. Viele Gewichtsprobleme stammen von einer schlechten Verteilung der Energie im Element Erde.

Der Mensch, der unter Sterilität leidet, könnte auch sagen, *meine Erde ist nicht fruchtbar*; Schwierigkeiten bei der Geburt und der Empfängnis entstehen dann, wenn das Element Erde nicht angemessen vorbereitet und genährt worden ist. In trockener Erde, die nicht gehegt und gepflegt wurde, wird die Saat keine Wurzeln schlagen und nicht wachsen; und wenn sie es doch schafft, wird sie es vielleicht schwer haben, sich zu entfalten. Wahrscheinlich wird die Frucht dann mager sein und keinen Nährwert haben. Der Boden für den menschlichen Samen muß ergiebig, ausgewogen und gut versorgt sein, wenn das heranwachsende Leben gedeihen und die Reise durch das Leben als ein gesundes, harmonisches Wesen machen soll. Hierin liegt eine der Absichten der präventiven Medizin, die in der Traditionellen Chinesischen Akupunktur enthalten ist. Wenn wir uns um uns selber kümmern und unsere Gesundheit ausbilden, dann werden auch die Kinder, die wir erzeugen, gesund und stark sein, und sie werden es lernen, in der gleichen Weise für ihre Harmonie zu sorgen. Es ist in der Tat das Konzept der vorbeugenden Heilkunde, den Schwerpunkt auf die Ausbildung und die Erhaltung der Gesundheit zu legen.

Die *Farbe*, die mit der Erde verbunden ist, ist *Gelb*

Wie ich bereits bei den vorhergehenden Elementen angeführt habe, ist die dem Element entsprechende Farbe ein bedeutsamer Teil der Traditionellen Chinesischen Diagnose. Der feine Gelbton, den das Gesicht eines kranken Menschen ausstrahlt, verrät uns den Zustand seines Erde-Elementes. Über den Zusammenhang von Krankheit und Farbe steht im *Nei Ching*: *»...wenn ihre Farbe Gelb wie die der Orangen ist, sind sie ohne Leben.«*[1] Das heißt, die Farbe offenbart die Schwere einer Krankheit, in diesem Fall der Unausgeglichenheit im Element Erde.

Die *Jahreszeit*, die dem Element Erde entspricht, ist der *Spätsommer*

Dies ist streng genommen keine Jahreszeit, aber der Spätsommer ist erfahrungsgemäß wirklich eine besondere Zeit des Jahres. Mir erscheint sie als eine Kombination von Frühling und Sommer, mit einer Andeutung des nahenden Herbstes und einer Anspielung auf den verborgenen Winter... Es ist eine Zeit von großer Heftigkeit, als würde die Zeit stillstehen, und alle Elemente des Lebens wären gleichzeitig gegenwärtig. Tatsächlich wird in einigen alten Lehrbüchern behauptet, daß diese Zeit die letzten zehn Tage einer jeden Jahreszeit umfasse und somit eine Kombination aller sei. Im Spätsommer kommt es in der Welt der Insekten zu ungestümer Aktivität — mehr als zu irgendeiner anderen Zeit im Jahr. Innerhalb einer kurzen Zeitspanne findet ein gewaltiger Umwandlungsprozeß der äußeren Formen statt, es ist wie eine Verzerrung der Zeit. Die Kräfte der Natur sind sehr genau aufeinander abgestimmt und beeinflussen sich ständig gegenseitig. Und das gilt auch für den Menschen. Der Spätsommer unserer Körpergeistseele ereignet sich inmitten eines großen inneren Wandels. In dieser Zeit ist unsere Verbindung mit dem Element Erde besonders wichtig, damit die Veränderungen uns nicht in Chaos und Verwirrung stürzen.

Die *Himmelsrichtung*, die der Erde entspricht, ist das *Zentrum*

»Alle Dinge, die vom Universum erzeugt werden, treffen im Zentrum aufeinander und werden von der Erde aufgenommen.«[2] Im Lichte dessen, was das Element Erde für uns bedeutet, ist das keine Überraschung. Es ist die Mitte. Gemäß den alten Chinesen sind es die beiden Kräfte — Himmel und Erde —, die für die Errichtung und die Vollendung der Natur mit all ihren Erscheinungen verantwortlich sind. Die Erde ist der Mittelpunkt der menschlichen Welt. Für unsere Gesundheit bedeutet das: wenn wir keine Erde haben, haben wir keine Mitte, keinen Platz, von dem aus wir unser Leben in Einklang bringen können. Und es ist bezeichnend, daß in der Traditionellen Untersuchung der Nabel-Puls daraufhin untersucht wird, ob er sich wirklich in der Mitte befindet.

Die *Organe*, die mit dem Element Erde ver bunden sind, sind die *Milz* und der *Magen*

Die Milz wird in einigen Lehrbüchern auch als Milz-Bauchspeicheldrüse bezeichnet; weil die Chinesen damit aber viel mehr als nur die anatomische Struktur meinen, verwenden wir lediglich das Wort Milz, um diese Funktion zu bezeichnen. Im Nei Ching wird die Milz als die Quelle der Lebenskraft der anderen Organe angesehen. Es wird gesagt, *»sämtliche fünf Eingeweide begehren ihren Lebensatem von der Milz; es ist die Milz, die der Ursprung der fünf Eingeweide ist.«*[3] An einer anderen Stelle heißt es, die Milz verteile die Sekrete. Nach Professor Worsley ist die Milz der *Beamte, der für die Verteilung verantwortlich ist; der Beförderer der Energie*. Er vergleicht dieses Transport-System mit den besten der modernen Verteilungssysteme, die den gesamten Globus überziehen. Wäre diese Beamtin nicht zu jeder Zeit bereit, erhielten manche Teile der Körpergeistseele nicht die notwendige Energie. Das kann vielleicht zu folgenden Symptomen führen: Gleichgültigkeit, fehlerhafte Zusammenarbeit im gesamten Organismus, zu wenig sexueller Fluß wie bei Spermatorrhoe, Dürsten oder Hunger mancher Teile der Körpergeistseele oder ihre Überflutung. Sie alle können uns sagen, daß die Milz nicht ausgeglichen ist und ihre eigentliche Aufgabe nicht ausführen kann. *»Die Milz ist ein wesentlicher Faktor, und sie erzeugt den Zusammenhang. Die Milz entspricht der Erde. Sie reguliert das Zentrum...«* Von ihr wird alles zum übrigen Bereich der Körpergeistseele gebracht, das heißt, zu den vier Enden der Erde.

Die Funktion des Magens gemäß dem *Nei Ching* ist es, als *»der Beamte der staatlichen Kornkammer zu handeln und die fünf Geschmäcker zu gewähren.«*[4] Und an einer anderen Stelle: *»Der Magen wirkt als ein Ort der Ansammlung von Wasser und Getreide und als Quelle des Nachschubs für die sechs Eingeweide. ... so gelangen die gesamte Lebenkraft sowie alle Geschmäcker in den Magen, wo sie verdaut werden ...«*[5] Nach Dr. Worsley ist der Magen der *Beamte des Verrottens und des Reifens*; er ist derjenige, der die Nahrung empfängt, sie sich einverleibt und für uns fruchtbar macht, und er leitet die Nahrungs-Energie an die Milz zur Verteilung weiter. Die belebende Kraft des Magens ist für das Wohlergehen des Menschen zu jeder Jahreszeit gleichermaßen unentbehrlich. Der Magen ist tatsächlich beinahe die wichtigste Funktion unserer Körpergeistseele, denn aus ihm wird unsere Energie genährt, und das umfaßt sämtliche Lebenserscheinungen. Aus den Nahrungsmitteln liest der *Verrotter und Reifer* die lebensnotwendige Nahrung heraus und macht sie bereit zur Weiterleitung für die Verteilung. Wenn diese Funktion gestört ist, wird kein Essen uns etwas nützen — weder die Nahrung für unser körperliches noch für unser psychisches Wachstum —, weil die Körpergeistseele sie nicht richtig verwerten wird. Wenn diese Funktion zusammenbricht, wird aus der Nahrung keine Energie herausgeholt. Das hat zur Folge, daß unsere Kraft schnell erschöpft sein wird. Teilnahmslosigkeit und Schwäche können als Symptome auftreten und uns darauf hinweisen, daß die Energie schwach ist — verursacht vom Zustand des Elementes Erde innerhalb des Zyklus der Fünf Elemente. Viele Verdauungsstörungen sind mit einer Unausgeglichenheit im Element Erde — insbesondere in der Funktion des Verrotter-und-Reifer-Meridians, des Magens — verbunden. Die Redewendung *'Das kann ich nicht verdauen'* ist kein leeres Gerede. Sie bedeutet: ich kann das nicht in mich aufnehmen, es ist mir widerwärtig, ich kann es nicht integrieren.

Die *Tageszeit* für die Erde ist von
7 bis 11 Uhr

Der Magen hat seine beste Zeit von 7 bis 9 Uhr, die Milz zwischen 9 und 11 Uhr. Während dieser Zeiten erreicht die Energie im Element Erde ihren Höhepunkt. Wir können uns das mit dem gesunden Menschenverstand erklären. Die Hauptmahlzeit des Tages ist das Frühstück. Es wird in den meisten Haushalten normalerweise vor 9 Uhr eingenommen, also in der Zeit des Magens. Auf den Verdauungsprozeß der Nahrung folgt ihre Verteilung. Das ist die Funktion der Milz, deren Zeit unmittelbar auf die des Magens folgt.

Der *Geschmack*, der dem Element Erde entspricht, ist *süß*

Es gibt viele Menschen, die ein heftiges Verlangen nach Süßigkeiten haben und die auf die Frage nach ihrem bevorzugten Geschmack ohne Zögern antworten: ich liebe Süßes! Es gibt hier einige offensichtliche Beziehungen. Die Milz-Bauchspeicheldrüse ist die Funktion, welche die Westliche Medizin mit Krankheiten wie Diabetes, Hypo- und Hyperglykämie verbindet — sie haben mit dem Zucker im Körper zu tun. Die Milz ist eine Funktion des Elementes Erde, dem in der Chinesischen Heilkunde der süße Geschmack entspricht. Das bedeutet weder, daß die erwähnten Krankheiten die einzigen mit diesem Element verbundenen sind, noch heißt es, daß jemand mit einem heftigen Verlangen nach Süßigkeiten deshalb zwangsläufig an einer dieser Krankheiten leiden muß. Der Geschmack ist ein Hinweis — aber nicht in sich selber schon die Ursache eines Ungleichgewichtes. Er führt uns hin zu einer besonders sorgfältigen Betrachtung des einen oder anderen Elementes. Jemand mit einer besonderen Abneigung gegen Süßigkeiten kann uns damit genauso einen Hinweis auf eine Unausgeglichenheit liefern, wie mit einer auffälligen Geschmacksvorliebe. Joseph Needham beschreibt die Verbindung von Süßem mit Erde *»als verursacht durch die Entdeckung des Honigs in den Bienennestern in der Erde, sowie durch den im allgemeinen süßlichen Geschmack des Getreides.«*[6]

Jeder Geschmack hat eine spezifische Wirkung auf die Energie. Eine ausgewogene Mischung der Geschmacksrichtungen liefert uns eine harmonische Ernährung; zuviel von einem Geschmack kann schädlich sein. Im *Nei Ching* steht: *»Wird zuviel süßer Geschmack in den Nahrungsmitteln verwendet, schmerzen die Knochen, und das Kopfhaar fällt aus.«*[7] Der Magen wird als der Spender der fünf Geschmacksrichtungen — als ihre Schatzkammer — angesehen, obwohl er ein Teil des Elementes Erde ist, dessen bestimmter Geschmack das Süße ist.

Die *Körperöffnung*, die vom Element Erde regiert wird, ist der *Mund*

Durch den Mund gelangt die Nahrung in unseren Körper. Der Mund ist der Bereich, auf den sich die Kinder am Anfang ihrer Entwicklung konzentrieren. Wir atmen durch den Mund, und der Atem ist Nahrung. Essen und Trinken und die Luft sind die Kraftstoffe unseres Daseins, die Stütze der Lebenskraft. Das ist der Hauptgrund, weshalb wir reine unverseuchte Luft atmen und ebensolche Nahrungsmittel zu uns nehmen sollen. Gesundes Essen,

Trinken und Atmen sind ein wichtiger Aspekt der Gesundheit, der sehr oft mißachtet wird. Im Prozeß der Assimiliation werden wir zu dem, was wir durch den Mund in uns aufgenommen haben. Es gibt eine Anzahl Krankheiten, die sich durch schlechte Ernährung und falsche Atmungsgewohnheiten verschlimmern. Viele mit dem Mund zusammenhängende Krankheiten werden durch eine Unausgeglichenheit im Element Erde verursacht. Die Lippen offenbaren tatsächlich häufig den Zustand der Energie des Magens und der Milz, der zwei Funktionen des Elementes Erde. Auch der Hals ist mit der Körperöffnung Mund verbunden.

Die *Körperflüssigkeit*, die dem Element
Erde entspricht, ist der *Speichel*

Diese Entsprechung ist mit der Körperöffnung, dem Mund, eng verbunden. Immer dann, wenn sich jemand über mangelnden oder überfließenden Speichel beklagt, sollten wir zunächst das Element Erde beachten. Auch Beschwerden beim Schlucken deuten in der Regel auf das Element Erde. Wenn die Sekrete des Mundes nicht ausreichend fließen, kann die Nahrung nur unter zusätzlicher Anspannung aller Verdauungsorgane angemessen verarbeitet werden.

Die *äußere, körperliche Ausdrucksform* des
Elementes Erde ist das *Fleisch*

Das Fleisch verweist auf die Körperhülle, die jedem Menschen eine Gestalt gibt. *»Die Milz beherbergt die Lebenskraft des Fleisches.«*[8] Die Spannkraft, der Gewebezustand sowie die Temperatur des Fleisches sind diagnostische Anhaltspunkte für den Zustand der Energie. Es ist nicht dasselbe wie die Haut und nicht wie die Muskeln, mit denen wir uns mechanisch bewegen. Porkert bezeichnet es als *»das somatische Element«*[9]. Das Wort *feist* (''fleischig'') vermittelt die Vorstellung von Fleisch. Wer Schmerzen in seinem Fleisch hat, kann dies oft sehr sicher angeben, und er weiß dabei genau, daß es nicht die Knochen, die Gelenke und auch nicht die Muskeln sind, die schmerzen. Die mit dem Schwund des Fleisches verbundenen Krankheiten sind oft von einer Unausgeglichenheit im Element Erde verursacht. Das Fleisch zeigt an, ob es einem Menschen an Nahrung fehlt. Ist das Fleisch fest, stramm, straff oder schlaff und kraftlos? Die Beschreibung spiegelt den Zustand der Energie im Element Erde wider.

Das *Gefühl*, das dem Element Erde entspricht, ist *Sympathie*

Mit diesem Gefühl ist auch Mitgefühl gemeint. Es ist wie mit allen Gefühlen — wer in seiner Körpergeistseele gesund ist, bewegt sich fließend von einem Gefühl zum anderen, und die Sympathie gehört dazu. Ein Mensch, der Sympathie nicht annehmen kann, wie auch derjenige, der ständig Anteilnahme fordert — sie beide *stecken fest*, sie können nicht mit Leichtigkeit in ein Gefühl hineingehen und es auch wieder hinter sich lassen. Dies zeigt sich in ihrem Verhalten, ihrer Haltung, ihren Worten und Taten. Wir können es uns vielleicht nicht vorstellen, daß es so etwas wie zuviel Mitgefühl gibt, und sicher ist es oft einfacher zu bemerken, wenn Mitgefühl völlig fehlt; doch es gibt Menschen, die zwanghaft bei jedem nach Anteilnahme suchen oder sogar soweit kommen, daß sie leiden, nur damit jemand Mitleid mit ihnen hat; und es gibt auch Menschen, die anderen Sympathie entgegenbringen und dabei bis zur Unterwürfigkeit gehen. Das ist kein natürliches Fließen und verweist auf eine Unausgeglichenheit im Element Erde. Das *'ich brauche...'*, das heftige Verlangen nach Sympathie, besagt ebenso, daß das Element Erde unausgeglichen ist, wie das heftige Verlangen nach Süßem auf dieses Ungleichgewicht im Element Erde hinweist. Gesundheit ist eine Ausgeglichenheit der Bedürfnisse und der Gefühle.

Der *stimmhafte Ausdruck*, der dem Element Erde entspricht, ist das *Singen*

Das soll natürlich nicht heißen, daß alle Sängerinnen ein unausgeglichenes Erde-Element haben! Es heißt aber, daß manche Menschen singen, wenn sie sprechen. Es ist gewöhnlich ein subtiler, gleichwohl unverkennbarer Unterton. Manchmal ist er melodisch, manchmal leiernd oder eintönig, unabhängig von den Wörtern, die dieser Mensch verwendet. Dieser Sing-Sang weist auf ein Ungleichgewicht im Element Erde hin.

Die *Fähigkeit*, die vom Element Erde verliehen wird, ist die Fähigkeit, *aufzustoßen*

Diese Entsprechung wird auch übersetzt als die Fähigkeit, hartnäckig zu sein — vom hartnäckigen Festhalten an einer Idee bis hin zu der Stärke, seine Position auch im Streit aufrechterhalten zu können. Wenn wir bedenken, daß Aufstoßen ein Teil des Prozesses der Nahrungs-Aufnahme und -Verdauung ist, dann verstehen wir, daß die Fähigkeit, aufzustoßen, mit dem Magen verbunden wird, in dem sich der Prozeß des Verrottens und Reifens abspielt. Übermäßiges Aufstoßen weist auf eine Unausgeglichenheit im Element Erde hin.

Der *Geruch*, der mit dem Element
Erde verbunden ist, ist *wohlriechend*

Es ist allerdings eine Art Duft, der nicht angenehm ist, wie es der übliche Sinn von wohlriechend nahelegt. Dieser Geruch ist vielmehr anwidernd, ekelhaft süßlich, wenn er von einer Unausgeglichenheit im Element Erde herrührt. Wir können die Gerüche nur sehr schwer mit Worten beschreiben und verständlich machen, es sei denn, jemand hat sie selber unmittelbar erfahren. Dann allerdings sind sie unverkennbar. Dieser ausgeprägte Geruch ist dem von brennendem Fleisch ähnlich. (Was übrigens in Ländern wie Bali nichts Außergewöhliches ist, wo die Leichen über einem offenen Feuer öffentlich verbrannt werden.) Dabei ist nicht das Verbrannte, sondern das Süßliche in höchstem Maße überwältigend.

Das *Klima*, das mit dem Element Erde
verbunden ist, ist die *Feuchtigkeit*

Ein Übermaß an Feuchtigkeit kann für das Element Erde schädlich sein. Das Wetter hat schon immer das Leben der Menschen beeinflußt, manchmal wohltuend, häufig zerstörerisch. Die Menschen, die in einem speziellen Klima leben, passen sich ihm an. Wenn sie in ein anderes Klima wechseln müßten, würden sie ein körperliches und gefühlsmäßiges Trauma erleben. Wenn z.B. jemand aus einer tropischen Gegend zu Besuch in einem kalten, winterlichen Klima ist, hat er wahrscheinlich Einiges an Unausgeglichenheit als Folge der Veränderung zu ertragen. Der Körper kann sich ziemlich gut anpassen, solange die Bedingungen nicht extrem sind. Übermäßige Feuchtigkeit kann die Energie des Elementes Erde ins Ungleichgewicht bringen. Wer Feuchtigkeit gar nicht ertragen kann oder sie ausgesprochen liebt, gibt uns damit Einblick in den Zustand seiner Energie im Element Erde.

Der *Lebensaspekt* des Elementes Erde ist
verbunden mit *Vorstellungen* und *Meinungen*

Zu dieser Entsprechung gehören Gedanken, Ideen, Einsichten sowie die Verbundenheit mit unseren eigenen Ansichten und Denkprozessen. Hierunter fallen auch Zwangsvorstellungen, Dogmen, starre Meinungen — jene

Ideen, die austrocknen, anstatt zu blühen. Sie alle beziehen sich auf die Energie im Element Erde. Widerspenstigkeit, Rechthaberei, streitsüchtiges Beharren auf einer bestimmten Idee, die Unfähigkeit, Gedanken zu Ende zu führen oder neue Ideen zu entwickeln — all das deutet hin auf eine Unausgeglichenheit im Element Erde.

Die *Träume,* die dem Element Erde entsprechen

Dem Element Erde entsprechende Träume können von Hunger und Durst handeln; vom Aufbauen von Gebäuden oder Mauern; oder man singt und musiziert im Traum, aber der Körper ist schwer, und man ist unfähig, sich zu erheben; oder es erscheinen einem im Traum Hügel und große Moore, verfallene Gebäude, Wind und Regen. (Nach Porkert)[10]

Die *anderen* Entsprechungen

Das mit dem Element Erde verbundene Getreide ist die *Hirse*; die Frucht ist die *Aprikose*; das Fleisch ist *Rindfleisch*; das Gemüse sind die *Schalotten*. In Verbindung mit den Nahrungsmittel-Entsprechungen der anderen Elemente sorgen sie für eine gesunde Ernährung. Diese Aufzählung der Entsprechungen ist nicht erschöpfend, aber sie ist ein grundlegender Leitfaden für eine ausgewogene Nahrung. Jeder Mensch muß für sich selber die Kombination der Nahrungsmittel aussuchen, die für sein Wachstum und die Erhaltung seiner Gesundheit am besten ist.

Die mit dem Element Erde verbundene Zahl ist die *Fünf*. Fünf ist die Zahl in der Reihenfolge der Erzeugung des Elementes Erde durch den Himmel gemäß der überlieferten Lehre der Erzeugung. Himmel und Erde arbeiten zusammen, um die Elemente zu erschaffen, und es sind fünf an der Zahl.

Die mit dem Element Erde verbundene Musik-Note ist *kung* oder der Klang der Trommel. Gemäß der Überlieferung der alten Chinesen sind die Töne der Musik Erscheinungsformen der Energie, und Musik ist ein Ausdruck der Harmonie und des Zusammenspiels der Elemente.

Die *Meridiane*

Die Ch'i-Energie fließt im Element Erde in zwei größeren Meridianen. Sie entsprechen dem Magen und der Milz, deren Funktionen wir beschrieben haben. Der Magen-Meridian beginnt im Gesicht unter dem Auge und läuft auf der Vorderseite des Körpers bilateral und parallel zur Mittellinie hinunter, auf der Außenseite der Beine entlang und endet am zweiten Zeh in Höhe des Fußnagels auf der Außenseite. Mit seinen 45 Punkten ist er der zweitgrößte Meridian des Körpers. Aus der Beschreibung seines Verlaufs können wir ersehen, daß die Punkte auf ihm über die volle Länge des Körpers reichen. Dies erleichtert uns das Verständnis für die Denkweise der Chinesen, die unter dem Magen mehr als nur die anatomische Struktur im Bauch verstehen. Auf diesem Meridian gibt es Punkte wie *Ergiebiger Speicher, Losstürmendes Ch'i, Himmlischer Drehpunkt, Pforte für die Schmierung der Nahrung,* die uns das Wesen des Magens vermitteln und seine Funktion in der Gesamtheit der Körpergeistseele beschreiben.

Der Milz-Meridian beginnt am großen Zeh, verläuft an der Innenseite der Beine über die Vorderseite des Körpers und endet auf dem Brustkorb im sechsten Rippenzwischenraum. Das Wesen dieses Meridians drücken die Namen seiner Punkte aus: *Anreger der Erde, Großer Herrscher über die Verbindungen, Himmlischer Strom, Bauch des Kummers, Umfassende Ehre.* Es gibt 21 Punkte auf dem Milz-Meridian; auf ihnen können wir die Energie in diesem Meridian beeinflussen. Im Kapitel über die Behandlung werde ich darstellen, wie wir die entsprechenden Punkte auswählen, um bestimmte Veränderungen der Energie zu bewirken.

Die *Pulse*

Die Pulse des Elementes Erde werden am rechten Handgelenk in der zweiten Position gelesen. Der Magen wird an der Oberfläche und die Milz in der Tiefe — an derselben Stelle — gelesen. Gemäß dem *Nei Ching* sind die Pulse des Magens und der Milz sehr genau untersucht worden; sie werden, wie alle Pulse, im Hinblick auf ihr Volumen und die Qualität der Energie gelesen, die in ihnen fließt. *»Im Sommer sollte der Puls des Magens wie die Schläge eines dünnen Hammers sein; dann ist er gesund und wohlausgeglichen.«*[11] Das ist ein Beispiel der Beschreibungen eines Pulses. Jeder Puls wird getrennt gelesen, aber alle zusammen vermitteln uns ein zusammenhängendes, harmonisches Bild des ganzen Menschen.

金

METALL

5. Kapitel

METALL

Es ist das Element, das wir meist am schwierigsten in der Natur erleben können. In der Regel vermittelt uns die Vorstellung von Metall etwas Kaltes und Hartes — und nichts Lebensspendendes oder Nährendes in menschlicher Hinsicht. Das Metall hat aber in der Natur und in uns selbst einen Stellenwert, den wir erkennen müssen, denn es beschreibt uns ebenso, wie es die anderen Elemente tun.

Wer sind wir als das Element Metall? Die Minerale der Erde liefern die wesentlichen Bestandteile und sorgen für die Reichhaltigkeit des Erdbodens, aus dem unsere Nahrung wächst. Das *Salz* der Erde — das läßt an das Wesen des Metalls denken. Erze sind Metall. Sie sind die Verdichtung der Erde. Manche liefern den Brennstoff für die Wärme, andere Material für die Festigkeit der Bauwerke und wieder andere die Edelsteine für die Schönheit. Wenn wir uns ein Juwel vorstellen, mit seiner kristallklaren Schönheit und der symbolischen Bedeutung von Ausdauer, Beständigkeit, Lebenserhaltung und Liebe, so vermittelt uns das ein Gefühl vom Wesen des Metalls. Ich möchte mich auf den Aspekt des Metall-Elementes konzentrieren, der mit Substanz, Festigkeit und Struktur verbunden ist. Die meisten unserer Gebäude stützen sich gewissermaßen in ihrer Verstärkung, in ihrem Fundament und ihrer Standfestigkeit auf Metall. Metall liefert einen Hauptbestandteil in den Kommunikationssystemen. Ohne Metall können wir uns die Welt des Telefonierens, des Fernsehens, des Fernschreibens sowie des Transports nicht vorstellen. Metall ist die Substanz, aus der wir die Leitungsnetze bauen. Drähte verbinden Dinge aller Art, sie halten sie zusammen, sie helfen ihnen zu funktionieren. Metall leitet die Elektrizität. Oder auch Gebirgsbäche und -flüsse: die Bahnen, in denen sie fließen, sind ein Netzwerk, das aus dem Metall der Erde geformt ist. Wenn wir an das ausgedehnte Verbindungssystem im menschlichen Körper denken, an das Gefüge, das uns die Aufnahme von Nahrung und Luft sowie die Assimilation und Ausnutzung dieser Brennstoffe ermöglicht und schließlich die Ausscheidung des Unbrauchbaren — dann sehen wir einige lebenserhaltende Aspekte des Metall-Elementes. Aus dieser Beschreibung können wir die Signale vorausahnen, die uns ein Ungleichgewicht anzeigen. Schwierigkeiten mit dem Gefüge selbst und der Stärke innerhalb der Körpergeistseele sind oft Symptome einer Unausgeglichenheit im Metall. Es können Symptome auftreten wie etwa rheumatische Schmerzen; Degeneration oder Unbeweglichkeit der Wirbelsäule; bestimmte Kopfschmerzen; Zittern; Spasmen der Kehle, der Speiseröhre und der Gliedmaßen; bestimmte Lähmungen; schwächende Krankheiten; Mangel an Gefühlsstärke sowie unzusammenhängendes Sprechen. Der Mensch, dessen Energie im Metall unausgeglichen ist, muß beim Wiederaufbau des Leitungsnetzes unterstützt werden, das innerhalb der Körpergeistseele alle Prozesse in Verbindung setzt. Ein Zusammenbruch dieser Kommunikation kann Zwietracht, Aufruhr und Auflösung des notwendigen Gefüges innerhalb des gesamten Menschen verursachen. Wenn ich die Funktionen des Metall-Elements — die Lunge und den Dickdarm — darstelle, werde ich ausführen, was jener Zusammenbruch bedeuten kann.

Die *Farbe*, die mit dem Metall verbunden ist, ist *Weiß*

Ein Ungleichgewicht im Metall-Element wird sich im Gesicht eines Menschen zeigen. Damit ist nicht die Hautfarbe gemeint, sondern eher eine Schattierung, die vom Gesicht herkommt. Im *Nei Ching* wird Weiß im Zusammenhang mit Gesundheit beschrieben: *»Wenn ihre Farbe weiß ist, wie ausgetrocknete, verdorrte Knochen, dann sind sie ohne Lebenskraft.«*[1] Die vom Gesicht herkommende weiße Färbung kann dem geübten Auge sagen, wie krank dieser Mensch ist und ob es ihm wieder besser gehen wird oder nicht. In der Diagnose wird die Verbindung von Weiß mit dem Element Metall auch berücksichtigt, wenn die bevorzugte Farbe der Patientin ermittelt wird.

Die *Jahreszeit*, die mit dem Metall verbunden ist, ist der *Herbst*

Der Herbst ist die Zeit des Erntens, des Einbringens der Früchte des ganzen Jahres; eine Zeit der Vorsorge für den Schutz vor dem Winter. *»Die drei Monate des Herbstes werden die Zeit der Ruhe unserer inneren Führung genannt... Geist und Seele sollten zusammengehalten werden, um den Atem des Herbstes ruhig zu machen... Das ist die Art, wie wir unsere Ernte bewahren.«*[2] Im Herbst *»gehen alle Dinge der Schöpfung an ihre Ernte, an ihre Erfüllung und Vollendung.«*[3] Der Herbst in Neu-England bringt die Wandlungen dieser Jahreszeit zum Schwingen. Die Blätter verfärben sich in lebenssprühenden Farben und kündigen so die Phase des Zyklus an, in der alle Dinge sich zu schonen beginnen und für ihre Ernährung einen Vorrat im Innern anlegen, während das Leben äußerlich zu vergehen scheint. Der

Herbst des Lebens ist eine Redewendung, welche jenes Gefühl des Wandels vermitteln soll, in dem die Blätter farbenprächtig werden und allmählich auf die Erde fallen. Wir haben im Herbst oft ein starkes Bewußtsein vom Dahinschwinden der Zeit und vom Alt-Werden. Manche Menschen erleben den Herbst als eine Zeit des Übergangs und der Traurigkeit, oder der Verzweiflung und des Bemühens, nach der Vergangenheit zu greifen und die Zeit anzuhalten, und sei es auch nur für einen Augenblick. Man fühlt sich erinnert an Keats' *Ode an ein griechisches Grab*, an die Charaktere, die für alle Zeiten in Tätigkeit gefangen sind. Der Herbst ist die Zeit, alle unsere Kräfte zum Ernten zusammenzuziehen.

So wie es in der Natur geschieht, so verhält es sich auch in unserem Innern, wo so etwas wie eine Ernte stattfindet, im Hinblick auf unsere eigenen Energien. Konsolidierung und Kraft werden genauso deutlich wie Zersplitterung und Schwäche. Was geschieht, wenn Menschen nicht ernten und in sich selber keinen Nahrungsvorrat anlegen können, der sie durch die Zeit der Mäßigung bringt? Wenn im Herbst nicht geerntet wird, werden die im Sommer gewachsenen Früchte verrotten, ohne aufgelesen und aufbewahrt zu werden, so daß sie später nicht mehr als Nahrung zu verwenden sind. Jemand, der den Herbst verabscheut, mag Schwierigkeiten haben, seine Energie zu speichern. Das kann sich in Schwierigkeiten mit dem Darm zeigen, z.B. als Durchfall, der eine Unfähigkeit darstellt, den Abfall für seine Beseitigung anzusammeln; oder in Schwierigkeiten mit der Verdauung, z.B. als Erbrechen nach dem Essen, weil die Funktion, die Nahrung zu sammeln, das Gute aus ihr zu speichern, in Unordnung geraten ist. Reife — die Speicherung der Lebenserfahrung — wird ebenfalls mit dem Element Metall verbunden.

Die *Organe,* die mit dem Metall verbunden sind,
sind die *Lunge* und der *Dickdarm*

Wir kennzeichnen die Lunge mit IX und den Dickdarm mit X, um eine Verwechslung der westlichen Bedeutungen der anatomischen Namen mit der chinesischen Auffassung zu vermeiden, die eine größere Einflußsphäre beinhaltet als nur das Organ selbst.

Gemäß dem *Nei Ching* ist die Lunge *»das Sinnbild der Interpretation und der Verwaltung der offiziellen Rechtsprechung und der Verfügungen.«*[4] Laut Porkert hat die Lunge *»die Rolle des Ministers inne, von dem die rhythmische Ordnung ausgeht.«*[5] Diese Funktion bezieht sich auf die Atmungsfunktionen, die sämtliche Rhythmen der Körpergeistseele beeinflussen, und der Blutkreislauf ist nicht der geringste unter ihnen. Dr. Worsley nennt die

Lunge den *Beamten, der die reine Ch'i-Energie vom Himmel empfängt*. Hier drängt sich das Bild des Kindes auf, das aus dem Mutterschoß heraus in die Welt kommt und jenen ersten Atemzug macht — einer der bedeutendsten Augenblicke im Leben des Menschen. Dieser Atemzug setzt sich solange fort, wie die Lebenskraft in uns fließt, bis zum Tode, wenn wir den letzten Atemzug tun. Obwohl die Atmung auch ohne unsere bewußte Kontrolle abläuft, ist sie eines der wichtigsten Mittel, unsere Energie wieder anzufüllen und die Funktionen der Organe in ihrer Arbeit zu unterstützen. Weil es so einfach und fundamental ist, wird das Atmen häufig nicht beachtet, es sei denn, ein bestimmtes Symptom wie Asthma, Bronchitis, Kurzatmigkeit oder Emphyseme macht uns bewußt, was es heißt, Luft in unsere Lunge aufzunehmen. Für die Chinesen vollzieht sich die Funktion der Lunge — der Empfängerin der Energie, die sie von außen in unser Inneres führt — auf allen Ebenen. Wir atmen sowohl gefühlsmäßig als auch körperlich. Die Ausdrücke *atemlos vor Aufregung* oder *atemberaubend* beziehen sich auf diesen Prozeß.

Die Funktion des Dickdarms wird von Dr. Worsley als der *Müllsammler*, als die *Schöpfkelle des Abschaums* bezeichnet. Die Lagerung und die Ausscheidung des Abfalls ist das wichtigste Geschäft dieser Funktion. Im *Nei Ching* wird der Dickdarm als der Erzeuger des Wachstums und des Wandels bezeichnet. So wie jede Funktion im Körper die wichtigste ist, so kann der Dickdarm zu Recht die wichtigste Funktion genannt werden. Was würde geschehen, wenn die Männer von der Müllabfuhr ihre Arbeit nicht verrichteten? Der Abfall würde sich stapeln und verfaulen, die Menschen im Haus und die Nachbarn würden sich mit der Zeit beschweren. Das gleiche geschieht in unserem Innern. Wenn sich der Abfall allmählich auftürmt, muß der übrige Organismus eine zusätzliche Last bewältigen, obwohl er dafür nicht ausgerüstet ist. Gefühle des Aufgedunsenseins, des Anschwellens, der Verstopfung, des gefühlsmäßigen Zu-Seins, bösartige Akne und Geschwüre, Kopfschmerzen und eine verstopfte Nase — sie alle können eine Funktionsstörung des Dickdarms anzeigen.

Die *Tageszeit* für das Metall ist der *frühe Morgen*

Die Zeit des Höhepunkts der Lunge ist von 3 bis 5 Uhr morgens, des Dickdarms von 5 bis 7 Uhr. Wenn wir im Einklang mit der Sonne lebten und mit ihr aufstünden, dann sähen wir im natürlichen Prozeß des Aufwachsens, Streckens und tiefen Durchatmens in der Tat den Beginn des Tages. Übungen wie Tai Chi Chuan werden gegen 5 Uhr morgens in den Parks durchgeführt, wenn die Luft frisch ist und die Sonne aufgeht. Ebenso wäre die natürliche Zeit für den Stuhlgang in den Stunden des Metall-Elementes. Die Menschen, die im Metall unausgeglichen sind, werden diese Zeit als ihre schlechteste, manche auch als ihre beste Tageszeit ansehen.

Die *Himmelsrichtung* für das Metall ist *Westen*

Gemäß dem *Nei Ching* kommen »*kostbare Metalle aus Jade aus den Gebieten des Westens*«[6]; daher kommt diese Verbindung. Man dachte auch, daß die Menschen aus dem Westen einen Hang zu bestimmten Krankheiten hätten, »*solche, die das Körper-Innere treffen.*«[6]

Der *Geschmack*, der dem Metall entspricht,
ist *scharf, pikant*

»*Die Beziehung der Schärfe weist direkt auf Schmelzprozesse hin, von denen viele beißende Dämpfe abgeben, die Schwefel-Dioxid enthalten*«[7] (Needham). Der scharfe Geschmack könnte sich auf Käse beziehen, auf Curry, auf Soßen und pfeffrige Dinge. Wer heftig nach scharfem Geschmack verlangt, der wird wohl durchaus ein Ungleichgewicht im Metall haben. Der scharfe Geschmack im Übermaß »*läßt die Muskeln knotig werden und die Fuß- und Fingernägel austrocknen und verkümmern.*«[8] »*Der scharfe Geschmack dringt in die Atemwege ein; im Falle einer Atemwegserkrankung sollte man nicht zuviel scharf Gewürztes essen.*«[9] Und es heißt dort weiter: »*wenn die Niere an Trockenheit leidet, sollte man schnell scharfe Nahrung zu sich nehmen, die sie befeuchten wird. Das scharf Gewürzte wird die Poren öffnen und eine ungehinderte Zirkulation des Speichels und der Sekrete bewirken.*«[10]

Die *Körperöffnung* wie auch das *Sinnesorgan*,
das vom Metall regiert wird, ist die *Nase*

Das ist einleuchtend im Hinblick auf das Atmen durch die Nase, sowie im Hinblick auf die Entsprechung 'Lunge' des Metall-Elementes. »*Die Lunge regiert die Nase.*«[11] »*Weiß ist die Farbe des Westens, sie durchdringt die Lunge und legt die Nase frei und hält die lebensnotwendigen Substanzen in der Lunge zurück.*«[11a] Viele Schwierigkeiten, die die Nase beeinflussen, haben einen direkten Bezug zur Lunge und zum Dickdarm, da beide Funktionen innerhalb des Metall-Elementes sind. Wenn wir uns den Verlauf des Dickdarm-Meridians anschauen, wird uns durch seine Beziehung zur Nase klar, daß ihre Schwierigkeiten mit dem Dickdarm sowie mit der gesamten Ausscheidungsfunktion verbunden sein können. Das gleiche gilt für die Beziehung zur Lunge und zur Atmung. Oft ist der Geruchssinn beeinträchtigt, wenn die Energie im Metall nicht ausgeglichen ist.

Die *Körperflüssigkeit*, die mit dem
Metall verbunden ist, ist *Schleim*

In Anbetracht des Sinnesorgans im Metall-Element ist es naheliegend, daß die Absonderung von Schleim und sämtliche Schleimhäute einschließlich der Auskleidung der Atemwege von diesem Element regiert werden. Ein trockener Hals und eine trockene Nase, Husten, Atembeschwerden, Schmerzen in der Lunge, ein Kratzen beim Schlucken sowie Sprachstörungen können mit der Art des Schleims und seiner Menge verbunden sein. Jemand, dem ständig die Nase trieft, wie auch jemand, dessen Nasennebenhöhlen ständig verstopft sind — beide können sie, ohne es zu wissen, um Beachtung ihres Metall-Elementes bitten, um Beachtung der Funktionen von Lunge und Dickdarm. Nasen-Leiden sind Signale des Körpers; mit ihnen zeigt er uns, ob wir ausgeglichen und in der Lage sind, über das Atmen Energie aufzunehmen.

Das *Gefühl*, das dem Metall entspricht,
ist *Kummer*

Wenn ein Mensch eine Zeit voller Kummer durchlebt oder sie gerade hinter sich hat, wird er häufig eine Zeitlang Schwierigkeiten mit dem Darm und/oder Atembeschwerden haben, und manchmal bleiben sie für das ganze Leben. Die Chinesen verbanden das Gefühl von tiefem, anhaltendem Kummer mit den Funktionen der Lunge und des Dickdarms und dem Metall-Element. Kummer ist, wie jedes andere Gefühl, ein natürlicher, gesunder Prozeß; wird ein Mensch jedoch von Kummer erdrückt, so ist das wahrscheinlich ein Ausdruck einer Unausgeglichenheit im Metall. Auf der anderen Seite — und im chinesischen Denken ist stets auch eine andere Seite vorhanden — mag auch jemand, der seinem Kummer keinen Ausdruck verleihen kann, damit auf ein Ungleichgewicht im Metall hinweisen. *»Übermäßiger Kummer ist schädlich für die Lunge.«*[12]

Der *stimmhafte Ausdruck*, der dem Metall
entspricht, ist *Weinen*

Weinen gehört ganz natürlich zum Kummer; aber in der Stimme mancher

Menschen liegt ein unnatürliches, unaufhörliches Weinen. Es wird nicht unbedingt von wirklichen Tränen begleitet; es ist eher das Geräusch von Tränen. Bei diesen Menschen hat selbst der Ausdruck erfreulicher, beglückender Dinge einen Anflug von Weinen. Die andere Seite dieser Entsprechung ist das völlige Fehlen, die implizite Weigerung zu weinen, unabhängig von der Situation. Auch das drückt ein Ungleichgewicht aus. Sorgfältiges Hinhören und Beachten des Klanges der Stimme können uns eine klare Einschätzung des Energie-Zustands in Lunge und Dickdarm vermitteln. Das Weinen und das Gefühl des Kummers sagen uns etwas über diesen Menschen, über seine Fähigkeit, Energie aufzunehmen und seine Fähigkeit auszuscheiden; beide Funktionen werden vom Metall regiert. Jemand, der ständig weint, dem die Tränen immer in den Augen stehen, braucht offensichtlich Unterstützung im Metall-Element.

Die *Körperteile,* die vom Metall regiert
werden, sind die *Haut* und das *Körperhaar*

Die Haut ist unsere dritte Lunge; sie atmet genauso zuverlässig und notwendig wie die Lunge selbst. Die Haut spiegelt den Zustand der Lunge und ihre Fähigkeit zu atmen wider. Es ist in der Westlichen Medizin bekannt, daß viele Haut-Probleme wie Ekzeme, Schuppenflechte und Ausschläge ein Ungleichgewicht im Körper anzeigen, das direkt auf die Lunge bezogen ist. Es ist z.B. nicht ungewöhnlich, wenn Asthma von einem Ekzem begleitet wird, diesem vorangeht oder nachfolgt. Diese Entsprechung der Haut mit der Lunge und der Atmungs-Funktion war für die Chinesen ein wichtiges diagnostisches Handwerkszeug — wie ihre Entsprechung mit der anderen Funktion des Metall-Elementes: Die Ausscheidung ist ebenfalls mit der Haut verbunden, da der Prozeß der Abfallbeseitigung sich auch über die Haut vollzieht. Akne sowie die anderen Veränderungen während der Pubertät spiegeln diese Verbindung wider; Geschwüre und Pickel sind Mittel, den Abfall aus dem Körper über die Haut zu entfernen.

Die *äußere körperliche Ausdrucksform* des
Metalls sind die *Haut* und das *Körperhaar*

Körperhaar im Übermaß, Ausfallen oder Fehlen von Körperhaar (im Rahmen der kulturellen Abweichungen) weisen auf das Metall-Element hin. Die Gesamtverfassung der Haut ist Ausdruck des Zustands des Metall-Elementes. *»Die Lunge ist mit der Haut verbunden. Der Zustand des Körperhaares drückt aus, ob die Lunge in ausgezeichneter, blühender Verfassung ist.«*[13]

Die Kenntnis dieser Entsprechung ist offensichtlich ein brauchbares diagnostisches Mittel.

Die *Fähigkeit*, die vom Metall verliehen wird, ist die Fähigkeit zu *husten*

»*In Zeiten der Aufregung und des Wandels erzeugen die unergründlichen Kräfte des Herbstes den Husten.*«[14] Er wird mit dem Schleim verbunden, der aus den Atemwegen geworfen wird, sowie mit der Ausatmung durch die Lunge. Werden die Atmungs-Organe gereizt, drückt der Körper dies durch Husten aus. Im übertragenen Sinn ist der Husten die Zurückweisung von etwas Unerwünschtem, und diese Fähigkeit, etwas Ungewolltes wieder auszustoßen, ist mit dem Metall-Element verbunden sowie mit der Ausscheidung von Abfall oder Überflüssigem. Das gilt sowohl gefühlsmäßig als auch körperlich.

Der *Geruch*, der mit dem Metall verbunden ist, ist *verrottet*

Es ist schwierig, einen bestimmten Geruch mit Worten genau zu beschreiben. Wer mit kranken Menschen gearbeitet hat, weiß, daß die Krankheit einen spezifischen Geruch hat, ganz besonders Krankheiten wie Tuberkulose. In der Traditionellen Untersuchung stellen wir den Geruch des Patienten fest; er dient uns als Anhaltspunkt für das Ungleichgewicht, das die Krankheit verursacht. Wenn dieser Geruch verrottet ist, schauen wir nach der Lunge und dem Dickdarm.

Das *Klima*, das mit dem Metall verbunden ist, ist die *Trockenheit*

Weil jedes Übermaß von einem Klima für die Ausgeglichenheit der Energie nicht gut ist, kann auch übermäßige Trockenheit die Energie beeinträchtigen. Wenn jemand trockenes Klima nicht mag, oder aber es liebt und etwas anderes nicht ertragen kann, könnte das bedeuten, daß sein Metall-Element beachtet werden will. Ein Mensch, der sich über Trockenheit beklagt und dessen Haut sehr trocken ist, fordert uns damit ebenfalls auf, den Zustand des Metalls festzustellen. Allerdings könnte ein gemäßigt trockenes Klima für jemanden mit einem unausgeglichenen Metall-Element wohltuend sein.

Der *Lebensaspekt*, der vom Metall regiert wird, ist die *niedere, animalische Seele*

»Man sagt, die Lunge beherbergt die animalische Seele.«[15] Ich bin nicht ganz sicher, was unter 'animalischer Seele' zu verstehen ist; sie könnte allerdings etwas mit dem Rhythmus der Atmung zu tun haben und der Tatsache, daß Pflanzen, Insekten und Tiere Leben und Atmung gemeinsam haben. Jedes lebendige Wesen atmet, und dieser Atem wird von der Funktion des Empfängers der Ch'i-Energie kontrolliert, der Lunge, die ein Teil des Metall-Elements ist. Das Atmen bringt die Dinge in die rechte Ordnung und hält sie darin. Es ist sicherlich eine lebenswichtige Funktion; sie kontrolliert den tiefsten Grund unseres Wesens — das Animalische.

Träume, die mit dem Metall verbunden sind

Die der Lunge entsprechenden Traummotive werden von Professor Porkert wie folgt übersetzt: Ist die Energie des Lungen-Meridians *»erschöpft, dann läßt dies einen im Traum weiße Gegenstände sehen, oder wie Menschen auf blutrünstige Weise zu Tode kommen.«*[16] Ist die Energie im Lungen-Meridian *»üppig, dann fürchtet man sich im Traum oder man weint oder schwebt durch die Lüfte. (... oder man erblickt seltsame Gegenstände aus Metall oder Eisen.")«*[16] Die dem Dickdarm entsprechenden Traummotive sind *»Felder und ländliche Gegenstände.«*[17]

Die *anderen* Entsprechungen

Mit dem Metall-Element verbunden ist das Getreide *Reis*; die Frucht der *Kastanie*; das Fleisch des *Pferdes*; das Gemüse ist die *Zwiebel*. Diese Nahrungsmittel haben eine spezifische Wirkung auf das Metall-Element, und in Verbindung mit den übrigen Nahrungs-Entsprechungen bilden sie den Leitfaden für eine gesunde, ausgewogene Ernährung. Wenn ein bestimmtes Element aus dem Gleichgewicht geraten ist, kann die Auswahl der richtigen Nahrung helfen, es wiederherzustellen.

Die mit dem Metall-Element verbundene Zahl ist die *Neun*. Die chinesische Philosophie bezieht sich auf die Reihenfolge der Erzeugung und der Vervollständigung der 'Sphären', die auch als Elemente bezeichnet werden. Das Metall wurde als neuntes vom Himmel vervollständigt und von der Erde als viertes erzeugt.

Die Musik-Note ist *shang*. Die musikalischen Klänge sollen Ausdrucksformen von *Begabungen und Fähigkeiten* sein; diese sind von Mensch zu

Mensch verschieden. Die Zusammenstellung aller Entsprechungen der Noten bildet eine Harmonie der Elemente im Klang.

Die *Meridiane*

Die Ch'i-Energie fließt im Metall-Element durch zwei Meridiane. Sie entsprechen den Funktionen von Lunge und Dickdarm, der Aufnahme der Energie durch den Atem in rhythmischer Ordnung (Lunge) und der Ausscheidung des Abfalls (Dickdarm). Der Lungen-Meridian beginnt auf dem Brustkorb nahe dem Schlüsselbein und zieht sich an der Innenseite des Arms hinunter bis zum Daumen, wo er am Nagelpunkt IX 11 endet. Er hat 11 Punkte. Dies ist der äußere Teil des Meridians, auf dem die eigentlichen Punkte liegen, die wir behandeln, um Veränderungen hin zur Ausgeglichenheit zu bewirken. Die Funktionen der Aufnahme und der Ausscheidung auf allen Ebenen können an den Punkten dieses Meridians beeinflußt werden. Namen wie *Wolken-Pforte, Himmlische Schatzkammer, Kleiner Händler* weisen uns auf das Wesen des Lungen-Meridians und seiner Punkte hin. Ein Mensch mit einem Ungleichgewicht im Metall, was sich z.B. in Asthma oder in manch anderen Arten von Stauungen der Lunge zeigt, mag sich auch unfrei in sich selber fühlen. Wir benutzen den Punkt *Wolken-Pforte* und können so den Meridian ins Gleichgewicht bringen, den Atem öffnen und diesem Menschen zu Klarheit verhelfen. Eine Wolke ist eine Ansammlung von Stauungen; wer sich inmitten einer Wolke befindet, kann sich furchtbar zusammengedrängt und unsicher fühlen, wie ein Flugzeug in einer Turbulenz. Eine Pforte in der Wolke — eine Öffnung, die es ermöglicht, sich aus der Verschwommenheit zu befreien — kann genau das sein, was man braucht, um die Stauung und die Unklarheit zu vermindern. Das meine ich mit dem *Wesen* eines Punktes: wie er zu dem Patienten spricht, der eine Akupunktur-Behandlung bekommt.

Der andere Meridian im Metall-Element ist der des Dickdarms. Er beginnt am Nagelpunkt des Zeigefingers, zieht sich an der Außenseite des Arms nahezu parallel zum Lungen-Meridian hinauf, über die Schulter am Hals entlang zum Gesicht, wo er jeweils neben den Nasenlöchern endet. Hierdurch wird die Verbindung des Dickdarms mit der Nase offensichtlich. Weil dieser Meridian die Funktion der Ausscheidung des Abfalls kontrolliert, ist es leicht verständlich, wie eine Nadel in einem der 20 Punkte des Dickdarm-Meridians uns darin unterstützen kann, die Nasengänge frei von Abfall zu halten. Dieser Meridian ist zwar offensichtlich mit der Nase verbunden, aber ebenso mit dem Dickdarm, auch wenn die ihn beeinflussenden Punkte von der betreffenden Stelle ziemlich weit entfernt sind. Namen wie *Die Vereinigung der Täler*, auch *Harmonisches Tal* genannt, oder *Unterstützung und Drang nach außen* vermitteln uns einen Eindruck von der Kraft des Dickdarm-Meridians. Wenn es in einem Menschen sehr viel Unterschiedliches gibt, kann ein Punkt wie *Die Vereinigung der Täler* gewaltig dazu beitragen, ihm wieder zu Ausgeglichenheit und Harmonie zu verhelfen. Es ist in der Tat ein machtvoller Punkt für viele Ungleichgewichte, weil er die Energie im Metall-Element zusammenführt und vereinigt.

Die *Pulse*

Der Puls der Lunge wird am rechten Handgelenk in der ersten Position in der Tiefe gelesen. Gemäß dem *Nei Ching* kann uns das Fühlen des Pulses Informationen über die Krankheit eines Menschen vermitteln. *»Schlägt der Puls der Lunge kräftig und lang, erzeugt die entsprechende Krankheit Blut im Auswurf; sind die Pulsschläge weich und vereinzelt, erzeugt die entsprechende Krankheit Schweiß in Strömen, der bis zum gegenwärtigen Zeitpunkt weder aufgenommen werden noch abfließen kann.«* [18]

Der Puls des Dickdarms wird am rechten Handgelenk in der ersten Position, aber an der Oberfläche, gelesen. Es ist der Schwester-Meridian der Lunge; zusammen mit dem Lungen-Puls vermittelt er uns den Zustand der Energie im Metall-Element. Durch das richtige Lesen der Pulse erfahren wir, was sich in sämtlichen Prozessen des menschlichen Körpers ereignet.

水

WASSER

6. Kapitel

WASSER

Es ist naß und flüssig; es paßt sich der Gestalt jedes Gefäßes an; es ist lebensnotwendig. Wasser kann kalt oder warm sein, trübe oder klar. Es löscht den Durst. Es trägt uns, wir können uns auf ihm vorwärtsbewegen. Es ist kraftvoll und gewaltig. Es hat einen Rhythmus und einen Zyklus. Es kann mächtig und überschwemmend sein, oder ruhig und nachgiebig. Die Symbolik des Wassers ist archetypisch — die Seereise, die Suche nach dem Quell der Jugend, das Bild der alten Wasserstelle. Das Bewässern stärkt und nährt die Pflanzen. Wasser ist erfrischend und wiederbelebend. Es ist ein Grundbestandteil des Lebens, das ohne Wasser unvorstellbar ist. Der menschliche Körper besteht zu etwa 78% aus Wasser.

Wie das Wasser in der Natur, so kann man auch das Wasser in uns beschreiben. Gemäß der chinesischen Ausdrucksweise *sind* wir das Element Wasser. Wir haben in unserem Innern Behälter, Brücken, Flüsse, Meere, Ozeane der Energie, Quellen des Lebens. Wir brauchen nur an den Fluß des Blutes zu denken, an den Strom mit seinen Nebenflüssen, den wir das Blutkreislauf-System nennen. Das lymphatische System ist ein weiteres Wassernetz im Körper, das unsere Körperfunktionen unterstützt; dann die endokrine Flüssigkeit, die Harnflüssigkeit, die durch Schwitzen erzeugte Flüssigkeit, Speichel, Tränen, sexuelle Sekretionen, die Milchbildung — sie alle werden vom Wasser-Element beeinflußt. Wenn es nicht ausgeglichen ist, kann irgendein Aspekt des Fließens in unserer Körpergeistseele in Unordnung geraten. Sprödigkeit der Gelenke; Trockenheit und Durst; häufiges oder seltenes Urinieren; übermäßiges oder unzureichendes Schwitzen; Verlust des Gedankenflusses und der Anpassungsfähigkeit der Gemütsbewegungen; Gefühle des Überschwemmtseins und Ängste davor, von den Dingen überwältigt zu werden — das sind einige der Symptome, die die Körpergeistseele hervorbringen kann, um uns auf ein Ungleichgewicht im Wasser-Element hinzuweisen. Ein Bild des Wasser-Elementes ist der klare, funkelnde Gebirgsfluß, der weitläufig einem Strom entgegenfließt. Bei Regenfällen wird der Fluß anschwellen, trübe werden und über die Ufer treten. In einer Dürreperiode wird der Fluß weniger Wasser führen und nicht so mühelos fließen. Wenn etwas quer über ihn fällt, wie etwa ein großer Ast, wird sich das Wasser auf der einen Seite zusehends stauen und auf der anderen nur noch durchsickern. Wenn der Ast nicht fortgeschafft wird, verliert der

Fluß seinen Charakter und seine Unversehrtheit, er ist nicht länger ein klares funkelndes Band fließenden Wassers. Wenn das in uns geschieht, müssen wir erkennen, daß es eine Verstopfung gibt und was wir zu tun haben, um sie zu beseitigen. Die Schlüssel-Begriffe des Elementes Wasser sind Flüssigkeit und Fließen. Wo das nicht zutrifft, sehen wir nach dem Wasser, um die Ursache zu erfahren.

Die *Farbe*, die mit dem Wasser verbunden ist,
ist *Blau*

Diese Entsprechung hören wir oft... *Das tiefe blaue Meer, blaues Wasser, ich bin betrübt* (engl.: *I feel blue*, A.d.Übers.). Jemand mit einer Unausgeglichenheit im Wasser wird eine bläuliche Gesichtsfärbung aufweisen, besonders um die Augen herum. Dieser Mensch hat häufig eine Vorliebe für die Farbe Blau. Wenn er in erster Linie blaue Kleidung trägt, würde das meine Aufmerksamkeit auf das Wasser-Element lenken. Im *Nei Ching* entspricht die Farbe Schwarz dem Wasser, und die Schattierung des Gesichtes ist in der Tat eine Art Blau-Schwarz. *»Wenn ihre Farbe schwarz wie Kohle ist, sind sie ohne Lebenskraft.«*[1] Blau ist jedoch die am häufigsten mit Wasser in Verbindung gebrachte Farbe, aber Schwarz ist mit ihr austauschbar.

Die *Jahreszeit*, die dem Wasser
entspricht, ist der *Winter*

Die Symptome eines Menschen mit einem Ungleichgewicht im Wasser-Element verschlimmern sich oft bei kaltem Wetter. Eine Patientin, die den Winter nicht ausstehen kann, drückt damit wahrscheinlich eine Störung in ihrem Wasser aus. Der Winter ist die Zeit der Klarheit; die strenge Kälte scheint die Atmosphäre zu kristallisieren. *»Alle Dinge der Schöpfung leben eingeschlossen, und (die Ernte) wird (im Winter) gespeichert.«*[2] In ihrem Winterschlaf versinken die Tiere tief in ihr Inneres und bewahren sich auf bis zum Frühjahr. Die Menschen haben im Winter das Bedürfnis, sich behaglich und warm einzukuscheln und wenig Energie zu verbrauchen. *»Die Menschen sollten abends früh schlafen gehen und morgens spät aufstehen...«*[3] Im *Nei Ching* wird die Bewahrung der Energie im Winter besonders hervorgehoben. Es ist keine Zeit der überflüssigen oder verschwenderischen Aktivitäten. Es ist keine Zeit der Ausschweifung. Die Schneeflocke, ein Symbol des Winters, besitzt einen eigenständigen, kristallenen Aufbau, ökonomisch und schön; sie ist vollkommen, symmetrisch und ganz. Der Schnee bedeckt die Erde und beschützt die Lebens-Essenz, die im Frühling zu neuem Leben erweckt werden wird. Auf die menschliche Gesundheit bezogen bedeutet dies das Bewahren unserer eigenen Ressourcen und einen sparsamen Umgang mit unserem Energiehaushalt im Winter. Bei einem Ungleichgewicht im Wasser-Element sind wir dieser Jahreszeit nicht gewachsen; die Symptome werden ausgeprägter, und die Kälte setzt sich tief im Organismus fest. Deshalb ist es wichtig, daß wir im Winter auf die Ernährung und die Wärme achtgeben.

Die *Organe,* die mit dem Wasser verbunden
sind, sind die *Nieren* und die *Blase*

Die römische Ziffer IV wird für die Niere und die III für die Blase verwendet. Die Zahlen werden als ein universelles System benutzt, um Übersetzungsfehler zu vermeiden und um die Seelenruhe einer Patientin zu bewahren. Wenn wir Funktionsstörungen innerhalb des Organismus benennen, ist der Bezug zu einer Zahl bei weitem nicht so bedrohlich wie der Hinweis auf ein Organ. Wenn ein Mensch hört, daß die Energie von III unzureichend ist, dann ist er nicht annähernd so besorgt, wie wenn er hört, daß seine Blase schwach ist.

Gemäß dem *Nei Ching* sind die Nieren »*wie die Beamten, die sehr wirksam arbeiten, und sie zeichnen sich aus durch ihre Fähigkeit und ihre Klugheit.*«[4] Laut Porkert sind die Nieren als »*Grundlage der Einkapselung und Speicherung das Organ der Potenzierung von Kraft, auf dem die technischen Fertigkeiten beruhen, und welches die gerichteten Gefühlsregungen (den 'Willen') speichert*«; ferner sind die Nieren »*Sitz und Basis der Wurzel des Lebens schlechthin*«, der Lebensenergie. Und schließlich sind sie »*das Fundament der angeborenen Konstitution.*«[5] Professor Worsley bezeichnet die Nieren als *Die Schatzkammer der Vitalen Essenz* und als *Das Tor zum Magen. Vitale Essenz* ist ein anderer Ausdruck für die Lebenskraft und bezieht sich im besonderen auf den Aspekt, der mit unseren frühesten Anfängen verbunden ist — auf die Energie, die wir von unseren Ahnen erhalten. Lethargie ist gekennzeichnet von einem Mangel an *Vitaler Essenz*; dieser wird aber auch durch ungenaue Wahrnehmung, unklares Verhalten oder Schmerzen im unteren Teil des Leibes ausgedrückt. Sie sind mit einem Ungleichgewicht in den Nieren verbunden, die die *Vitale Essenz* speichern. Die Nieren regulieren ferner den Wasserhaushalt des Körpers. Jede Körperzelle ist von Wasser umgeben; das gesamte Zellsystem badet in Flüssigkeit. Sie macht es möglich, daß überflüssige Stoffe gesammelt und in Form von Urin ausgeschieden werden. Wir betrachten diesen Vorgang solange als selbstverständlich, bis etwas mit der Körperflüssigkeit in Unordnung gerät und uns an ihre lebenswichtige Bedeutung erinnert. Die Anzeichen hierfür mögen Schwellungen und Aufblähungen, heftige Schmerzen, Schwierigkeiten beim Wasserlassen, schreckliche Ängste sowie eine Unfähigkeit, die Nahrung zu verdauen, einschließen. Wir können die *Schatzkammer der Vitalen Essenz* nicht mehr als selbstverständlich betrachten, wenn wir uns erst einmal der Funktionen bewußt geworden sind, die vom ausreichenden Fließen abhängen. Gewaltige Mengen an Blut, ungefähr 57 Liter in der Stunde, fließen durch die Nieren, wo es gereinigt und in seine nährenden Bestandteile zerlegt wird. Wenn das Blut nicht so durch die Nieren fließt, wie es sollte, kann das Symptome wie Hypertonie (zu hoher Blutdruck) oder Vergiftungserscheinungen zur Folge haben, mit denen der Körper nicht umgehen kann. *»Wenn die Nieren unzureichend sind..., wird die Seele leicht gereizt...«*[6]

Wenn wir über die Nieren als *Tor zum Magen* sprechen, hilft uns eher die chinesische Terminologie als die westliche weiter: die *Vitale Essenz* wirkt am Prozeß des *Verrottens und Reifens* mit (vgl. den Abschnitt über die Erde, insbesondere die Beschreibung des Magens) und an der Assimilation, der Ernährung und dem Genießen. Ein Tor ist eine Öffnung, die den Durchgang aus beiden Richtungen ermöglicht. Es stellt eine Verbindung her. Ist das Tor verrostet, wird es unbrauchbar; wenn es zu frei schwingt, öffnet oder schließt es sich schon bei der geringsten Bewegung. Soll es den Durchgang gewährleisten, muß es flexibel, fest und gut geschmiert sein. Die *Vitale Essenz* gibt dem Leben die nötige Geschmeidigkeit. Ein weiterer Aspekt ist die Verdauung und Assimilation der Nahrung. Die Nieren ermöglichen es dem Magen, seine Arbeit zu verrichten, weil sie für den Fluß und den Durchgang der *Vitalen Essenz* sorgen.

Die Blase (III) wird im *Nei Ching* als der Beamte eines Gebietes bezeichnet, der *»den Überschuß und die flüssigen Sekrete speichert, welche die Verdunstung regulieren.«*[7] In seiner Übersetzung beschreibt Prof. Porkert die Blase mit ähnlichen Eigenschaften wie die Nieren und nicht als ein bloßes Ausscheidungsorgan. Professor Worsley nennt die Blase den *Beamten, der mit dem Ausscheiden des flüssigen Abfalls beauftragt ist*; sie ist an die Funktion der Nieren gekoppelt und hilft, die *Vitale Essenz* zu speichern. Die Blase ist lebensnotwendig. Wenn sie nicht funktioniert, wird der übrige Organismus unerträglich beansprucht und vergiftet. Es ist eine große Kunst, den flüssigen Abfall des Körpers zu speichern und auszuscheiden und dabei anpassungsfähig genug zu sein, sowohl sehr wenig als auch sehr viel aufzunehmen, und das ohne große Beschwerden. Die maßgebliche Eigenschaft der Blasenfunktion ist ihre Anpassungsfähigkeit, und zwar auf allen Ebenen. Ein Mensch, der zu schweren Depressionen neigt, der sich dem Leben nicht gewachsen fühlt und Angst hat vor Veränderungen, kann damit ein Ungleichgewicht in III anzeigen, und das maßgebliche Problem liegt dabei in der Unfähigkeit, sich anzupassen. Die Fähigkeit zum Wasserlassen gehört notwendig zum Prozeß des Fließens innerhalb der gesamten Körpergeistseele.

Die *Tageszeit* für das Wasser ist von
15 bis 19 Uhr

Dies ist die beste Zeit der Energie von Blase und Nieren: für die Blase von 15 bis 17 Uhr, für die Nieren von 17 bis 19 Uhr. Jemand mit einem Ungleichgewicht im Wasser sieht diese Stunden möglicherweise als seine schlechteste Zeit am Tag an. Er fühlt sich müde, schlaff, empfindlich oder unruhig. Gewöhnlich haben wir zu dieser Zeit einen Druck, Wasser zu lassen; der Körper sagt, daß er sich ausleeren möchte, er will den Abfall des Tages loslassen. Wenn ein Mensch das Gefühl hat, daß dies seine beste Tageszeit ist, legt er damit ebenfalls eine leichte Unausgeglichenheit im Wasserelement nahe, weil die Energie ihn zu dieser Zeit ein klein wenig lebendiger und angeregter macht als sonst.

Die *Himmelsrichtung*, die dem Wasser
zugeschrieben wird, ist *Norden*

Das können wir verstehen, wenn wir uns daran erinnern, daß Wasser mit der Jahreszeit Winter verbunden ist. *»Der Norden ist das Gebiet der Aufsparung und der Einlagerung.«*[7a]

Das *Klima*, das mit dem Wasser verbunden
ist, ist die *Kälte*

Der Norden hat ein kaltes Klima. *»Die übermäßige Kälte verursacht viele Krankheiten. Diese werden am besten durch Brennen behandelt, indem das getrocknete Kraut von Artemesia vulg. (Beifuß) verbrannt wird (Moxa).«*[8] Es gibt ein gutes Beispiel für die hier aufgestellten Entsprechngen der Blase und der Nieren. Wenn wir im Winter nach draußen in die Kälte gehen und dann wieder zurück ins Haus in die Wärme, verspüren wir vielleicht einen Druck, Wasser zu lassen. Auch viele arthritische Probleme, die aus einem Ungleichgewicht im Wasser entstehen, werden sehr stark von kaltem Wetter beeinflußt; die Schmerzen werden in der Regel heftiger, und die Gelenke werden steifer.

Der *Geschmack*, der dem Wasser entspricht, ist *salzig*

Es ist allgemein bekannt, daß zuviel Salz im Organismus zur Ansammlung von Wasser führt und daß Menschen mit zu hohem Blutdruck, der oft — sogar vom Westlichen Standpunkt aus — mit den Nieren verbunden wird, ihren Salzverbrauch reduzieren sollen. Jemand der Salz ißt, hat in der Regel ein Verlangen nach Flüssigkeit. Wer ein heftiges Bedürfnis nach Salz hat, bittet sicher um eine Überprüfung der Wasser-Funktionen in seinem Energie-System. Das gleiche trifft auf einen Menschen zu, der Salz nicht vertragen kann. Needham schreibt, daß *»die Verbindung der Salzigkeit mit Wasser, die für ein Küstenvolk in der Tat naturgegeben ist, erste Versuche und Beobachtungen von Lösungen und Kristallisationen nahelegt.«*[9] Gemäß dem *Nei Ching »verletzt das Essen von Salz das Blut.«*[10] Deshalb wußten die alten Chinesen, daß sie im Falle einer Krankheit, die das Blut betraf, nicht zuviel Salz essen durften. Es wird außerdem gesagt: *»Der salzige Geschmack dringt in die Nieren ein.«*[11] Das Salz kann ein Ungleichgewicht im Wasser erhalten oder verstärken.

Die *Körperöffnungen*, die vom Wasser regiert werden, sind die *Genitalien*, die *Harnröhre* und der *After*

Ein wichtiger Teil unserer Sexualität hängt von einer Ausgeglichenheit im Wasser-Element ab. Die gesunde Fortpflanzung, die Tätigkeit der Hoden und der Eierstöcke, das Fließen der Energie beim Geschlechtsakt sowie die Feuchtigkeit der Spermien und des Eies sind von einem Gleichgewicht im Wasser abhängig. Das Lebenselement des Embryos ist Wasser. Häufig sind sexuelle Schwierigkeiten direkt auf eine Unausgeglichenheit in diesem Element zurückzuführen — Probleme, die Impotenz, Frigidität und Unfruchtbarkeit einschließen. Es gibt spezifische Punkte auf dem Blasen- und auf dem Nieren-Meridian, die unmittelbar mit der Sexualität und der Fortpflanzung verbunden sind.

Das *Sinnesorgan*, das vom Wasser regiert wird, sind die *Ohren*

Wir haben über die Ohren bereits in Verbindung mit dem Element Feuer gesprochen; das betraf jedoch eher die Ohren als Körperöffnung, nicht als Sinnesorgan. Die Verbindung der Ohren mit dem Wasser bezieht sich auf den Hörsinn selbst. Das Hören ist eine der Sinnes-Anlagen, die wir als erstes entwickeln. Wie ich oben angedeutet habe, ist die frühe Entwicklung des Embryos in seinem Wassermilieu eng verknüpft mit der Entwicklung der Nieren. Das Ohr hat die Form eines auf dem Kopf liegenden Embryos, und die Akupunktur-Punkte auf den Ohren entsprechen der Entwicklung der Organe in dieser Phase. Eine weitere Verbindung des Wassers mit dem Hören besteht in unserer Fähigkeit, auch unter Wasser Töne zu hören. Die Flüssigkeit in den Gehörgängen ist eine Voraussetzung für das Hören; sie wird vom Wasser-Element kontrolliert. Symptome wie Schwindelgefühl, Benommenheit, Gleichgewichtsstörungen und Geräusche im Ohr — wie das Rauschen eines Wasserfalls — können die Auswirkung eines Ungleichgewichts der Energie im Wasser-Element sein.

Die *Körperflüssigkeit,* die mit dem Wasser
verbunden ist, ist *Speichel* oder *Spucke*

Die Chinesen sahen im Speichel zwei verschiedene Sekrete, die sich auf zwei Elemente beziehen — Erde und Wasser. Der mit dem Wasser verbundene Speichel steht mit den Zähnen in Verbindung, denn die Zähne werden vom Wasser-Element regiert. Die Feuchtigkeit in unserem Mund ist für den Vorgang des Essens und Verdauens sowie für das Sprechen absolut notwendig. Die Zähne sind immer feucht, in Speichel gebadet, auch wenn wir uns dessen in der Regel nicht bewußt sind. Ein trockener Mund, übermäßige Speichelproduktion und Sabbern können die Symptome sein, die mit der auf das Wasser bezogenen Sekretion verbunden sind. Einem zahnenden Baby tropft der Speichel aus dem Mund, und sein Urin ist stärker konzentriert. Dies verdeutlicht eine weitere Verbindung zwischen den Entsprechungen des Wasser-Elementes.

Das *Gefühl,* das mit dem Wasser verbunden
ist, ist *Angst*

»Übermäßige Angst schadet den Nieren, doch Angst wird überwunden durch innere Einkehr.«[12] Phobien aller Art fallen unter die Kategorie Angst: Angst vor Höhe, vor Wasser, vor Menschen, vor neuen Dingen, vor der Sexualität, vor geschlossenen Räumen, vor Dunkelheit, vor dem Tod. Aber nicht nur diese extremen Ängste machen uns auf ein Wasser-Ungleichgewicht aufmerksam — auch ein allgemeines, unbestimmtes Gefühl großer Angst oder böse Ahnungen, eine ständige Furcht vor dem Leben. Die Verbindung von Angst mit dem Element Wasser wirft ein Licht auf den Ursprung von Wahnsinn und Selbstmordabsichten. Stark vereinfacht gesagt, können

wir die Angst als ein Festhalten betrachten — anstatt die Dinge, die uns beängstigen, weiter laufen oder los zu lassen. Wenn die Energie richtig fließt, werden wir das Leben wie das Strömen eines Flusses erfahren; wenn sie nicht richtig fließt, erfahren wir es als einen Alptraum, fühlen uns erdrückt oder überschwemmt, versinken in Verzweiflung.

Der *stimmhafte Ausdruck*, der dem Wasser entspricht, ist *Stöhnen*

Diese Entsprechung wird auch als Ächzen oder Brummen beschrieben; es ist bei einem Menschen mit einer Unausgeglichenheit im Wasser durchdringend. Seine Stimme stöhnt und ächzt ständig, selbst dann, wenn er nur unter gewöhnlichen Schwierigkeiten leidet. Der stimmhafte Ausdruck — der Unterton in der Stimme — vollzieht sich unbewußt.

Die *Körperteile*, die vom Wasser regiert werden, sind die *Knochen* und das *Knochenmark*

Unser menschliches Skelett, das Gerüst, das uns Gestalt, Beweglichkeit und Schutz gibt, wird vom Wasser regiert. Das bedeutet, sämtliche Knochen — die Zähne, der Schädel, die Wirbelsäule sowie die Knochen der Gliedmaßen und des Rumpfes — werden dadurch stabil und stark erhalten, daß sie von der Energie der Blase und der Nieren genährt werden. Ihre Funktionen reichen über das eigentliche anatomische Organ hinaus. Flexibilität und Stärke sind z.B. Eigenschaften des Wassers, die direkt mit der Blase und den Nieren und deshalb mit den Knochen des Körpers verbunden sind. Das schließt das Knochenmark als einen Teil der Knochen ein; innerhalb des Knochens werden die Zellen gebildet, die uns ernähren, immer wieder mit Kraft versehen und uns so fortwährend erneuern. Das Gehirn wird auch als ein *Meer von Knochenmark* angesehen und deshalb vom Element Wasser regiert. Sämtliche Schwierigkeiten mit den Knochen sind mit einer Funktionsstörung in diesem Element verknüpft. *»Die Nieren beherbergen die Lebenskraft der Knochen und des Knochenmarks.«*[13]

Die *äußere, körperliche Ausdrucksform* des Wassers ist das *Kopfhaar*

Wenn wir den Zustand der Energie im Wasser beurteilen wollen, müssen wir uns das Kopfhaar ansehen, seine Beschaffenheit und seinen Wuchs fühlen und feststellen, ob es spröde, trocken, gebrochen oder gespalten ist. In vielen Fällen hat teilweise oder völliger Haarausfall — bei Frauen und bei Männern — mit einem Ungleichgewicht im Wasser-Element zu tun. Neben dem Haarausfall finden sich häufig noch weitere Symptome, die das Wasser-Ungleichgewicht bezeugen. Ein Mann, der wegen Asthma und hohem Blutdruck behandelt wurde, bekam im Verlauf der Behandlung allmählich wieder Haare.

Die *Fähigkeit,* die vom Wasser verliehen wird, ist die *Fähigkeit zu zittern*

In *Zeiten der Aufregung und des Wandels* bringt uns das Zittern häufig eine Befreiung, ein Loslassen der Beklemmung und der angestauten Spannungen, selbst bei chronischen Krankheiten. Jeder, der einmal große Angst erlebt hat, kennt auch das damit einhergehende Zittern oder Schütteln, das eine natürliche Reaktion auf Spannungen ist. Bei übermäßigem Zittern allerdings müssen wir auf das Wasser-Element achten und darauf, ob seine Energie ausgeglichen ist.

Der *Geruch,* der mit dem Wasser verbunden ist, ist *faulig*

Man erwartet vielleicht, daß dieser Geruch mit dem von Urin in Verbindung steht, weil Urin so direkt mit Wasser verknüpft ist; aber der Geruch, der als faulig beschrieben wird, ist schärfer und verwester als Urin. Er ist unverkennbar und deutlich, allerdings nicht leicht in Worte zu fassen. In den meisten Fällen handelt es sich um einen subtilen Geruch, doch bei großen Schwierigkeiten im Bereich der Nieren oder der Blase ist er ziemlich stark. Schon eine Andeutung dieses Geruchs läßt ein Ungleichgewicht im Wasser vermuten.

Der *Lebensaspekt,* der vom Wasser regiert wird, ist die *Willenskraft* und der *Ehrgeiz*

»Die Nieren beherbergen die Willenskraft und den Ehrgeiz«;[14] *»sie erwecken zum Leben, was verborgen und verschlossen ist; sie sind das natürliche Speicher-Organ...«*[15] Jeder weiß, was es heißt, Willenskraft zu haben, oder aber keine zu haben, und fast jeder weiß, was es heißt, etwas erreichen zu wollen. Die Kraft, die einen Menschen antreibt, etwas Bestimmtes zu tun, wurzelt in der Klarheit im Element Wasser. Wem diese Klarheit fehlt, der leidet an einem Mangel an persönlicher Stärke und kann von der Kraft und dem

Willen anderer Menschen herumgestoßen werden. Wem es an Willenskraft fehlt, der drückt mit diesem Symptom ein Ungleichgewicht im Wasser-Element aus, und das genauso deutlich wie jemand mit sexuellen Schwierigkeiten oder mit einem Blasenkatarrh.

Die *Träume,* die mit dem Wasser verbunden sind

Die Traummotive im Hinblick auf das Wasser-Element übersetzt Prof. Porkert so: Ist die Energie der Nieren »*erschöpft, bewirkt dies, daß einem im Traum Schiffe und Boote und ertrinkende Menschen erscheinen. Zur rechten Zeit träumt man, man liege im Wasser, worauf man Angst bekommt...*«, oder »*man nähere sich einer Bachschlucht oder man tauche ins oder verweile im Wasser.*« Ist die Energie der Niere »*üppig, dann hat man im Traum das Gefühl, als ob Hüfte und Rücken auseinanderbrächen und nicht mehr gestreckt werden könnten.*«[16] Spezifisch mit der Blase verbundene Träume sind solche, in denen man »*Spaziergänge und Wanderungen unternimmt.*«[17]

Die *anderen* Entsprechungen

Die mit Wasser verbundenen Nahrungsmittel: das "Getreide" sind *Bohnen und Erbsen*; die Frucht ist die *Dattel*; das Fleisch ist das *Schweinefleisch*, und das Gemüse ist der *Lauch*. Nach Prof. Porkert sind auch die Geschuppten, d.h. die Fische, mit dem Wasser verbunden. Diese Nahrungsmittel, wie auch die mit den anderen Elementen verbundenen, sollen lediglich ein Leitfaden für eine ausgeglichene Ernährung sein.

Die mit dem Wasser-Element verbundene Zahl ist *sechs*. Gemäß der chinesischen Philosophie wurde das Wasser als erstes vom Himmel erzeugt und als sechstes von der Erde vervollständigt, so daß sich die Verbindung der Zahl sechs mit dem Wasser ergibt. Häufig hat ein Mensch eine Lieblingszahl, und ebenso häufig fällt diese Vorliebe mit seinem besonderen Ungleichgewicht zusammen. Das soll jedoch nicht heißen, daß jemand, desssen bevorzugte Zahl die Sechs ist, ein Nieren- oder Blasenproblem hat!

Die mit dem Wasser-Element verbundene Musik-Note ist *yu* oder der Klang der 25-saitigen Laute. Musik ist ein Ausdruck der Harmonie des Lebens und der im gesamten Universum fließenden Energie. Die Kombination der Klänge drückt diese Harmonie aus. Wie die Klänge eines Orchesters vereinigen sich diese Töne mit der Seele und der Fertigkeit des Spielers zu einem einheitlichen Ganzen. So greifen auch die Fünf Elemente ineinander wie ein Orchester.

Die *Meridiane*

Die Ch'i-Energie des Wassers fließt in zwei Meridianen. Sie entsprechen der Blase und den Nieren und kontrollieren deren Funktionen. Der Blasen-Meridian ist der längste am ganzen Körper; er hat 67 Akupunktur-Punkte. Der Meridian beginnt am inneren Augenwinkel, zieht sich hinauf über den Kopf zum Hals hinunter und weiter über den Rücken parallel zur Wirbelsäule bis zu ihrem unteren Ende; wieder zurück aufwärts parallel zur Wirbelsäule, schließlich hinab auf der Rückseite des Beines zur Kniekehle, die Wade hinunter über die Außenseite des Fußes und endet an der Außenseite des Nagels des kleinen Zehs. Wenn wir diesen Meridian betrachten und die Entsprechungen des Wasser-Elementes bedenken, z.B. die Knochen, dann sehen wir, daß er über die ganze Länge des Körpers verläuft und insbesondere den Rücken — entlang der Wirbelsäule — bedeckt. Der Blasen-Meridian ist ein sehr wichtiger Meridian. Es gibt auf ihm spezifische Punkte, an denen wir die Funktionen der übrigen Organe direkt und wirksam beeinflussen können. Viele — selbst chronische — Krankheiten sind geheilt worden durch die Anwendung der Punkte dieses Meridians. Die Namen der Punkte wie *Festhalle der Seele*, *Wohnsitz der Gedanken*, *Das Eindringen in das Tal* oder *Strahlende Augen* weisen auf das Wesen des Blasen-Meridians hin.

Der andere Meridian des Wasser-Elementes ist der Nieren-Meridian. Er beginnt auf der Fußsohle, zieht sich über den Knöchel an der Innenseite des Fußes am Bein innen zum Knie hinauf, weiter — entlang der Leiste — zum Unterleib, über den Rumpf parallel zur Mittellinie des Körpers und endet auf dem Schlüsselbein. Er hat 27 Punkte; wie alle beschriebenen Meridiane ist er bilateral und symmetrisch. Ein Blick auf den Verlauf des Meridians über den Körper zeigt uns seine Verbindung zum Zentrum der Sexualität. Die Namen der Punkte wie *Sprudelnde Quelle*, *Leuchtendes Tal*, *Größerer Gebirgsstrom*, *Große Schale*, *Ch'i-Höhle*, *Entsprechung der lebenswichtigen Organe*, *Dunkles Tor* beschreiben die *Vitale Essenz*, die von den Nieren beherbergt wird. Andere Punkte sind stärker mit der Seele verbunden, wie *Siegel der Seele*, *Wildnis der Seele* oder *Schatzkammer der Seele*; sie sagen uns, daß der Nieren-Meridian unmittelbar mit unserem tiefen inneren Selbst befaßt ist. Da diese Namen Beziehungen auf der gefühlsmäßigen und der geistig-seelischen Ebene ansprechen, wäre es ein Jammer, wenn wir ihre Bedeutung übersähen.

Der Blasen-Puls wird am linken Handgelenk in der dritten Position an der Oberfläche gelesen. Er ist der Schwester-Puls des Nieren-Pulses; er vermittelt uns den Zustand der Energie des Wasser-Elementes im gesamten Organismus. In Anbetracht der Länge des Meridians schenken wir der Qualität und der Quantität seiner Energie große Aufmerksamkeit.

Der Nieren-Puls wird ebenfalls am linken Handgelenk in der dritten Position, doch mit tieferem Druck, gelesen.

> *Wenn der Puls der Nieren aufhört zu schlagen und unterbrochen wird, so als ob Finger gegen Stein stoßen und abgelenkt werden..., dann schlägt der Tod zu.*[18]

> *Zum Zeitpunkt des Todes fließt und offenbart sich der Puls der Nieren wie das Reißen einer gedrehten Kordel oder wie das Stoßen von Fingern gegen Stein...*[19]

> *Der Puls der Nieren sollte wie ein Stein klingen (das heißt laut Wang Ping: er sollte tief und stark klingen wie ein Stein, der geworfen wurde).*[20]

Die Ch'i-Energie — die Lebenskraft — sollte in jedem Puls rein und klar fließen, in einer ausgeglichenen, harmonischen Weise. Wenn wir die Pulse lesen, können wir feststellen, ob dies der Fall ist, und ob es möglich sein wird, die Ch'i-Energie so zu unterstützen, daß sie klarer und ausgeglichener fließt.

PULSE

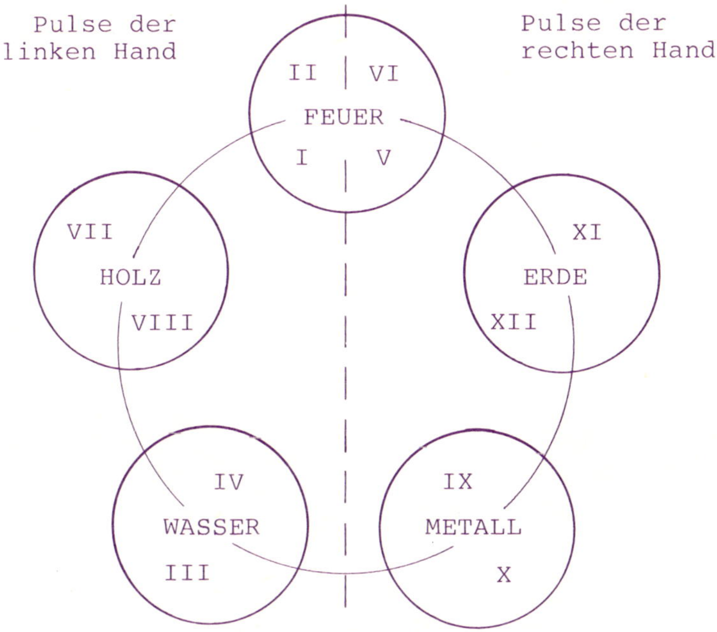

Im Inneren des Kreises
liegen die Tiefenpulse,
außerhalb die Oberflächenpulse

Nr.	Organ/Funktion	Element
I	HERZ	FEUER
II	DÜNNDARM	FEUER
III	BLASE	WASSER
IV	NIEREN	WASSER
V	KREISLAUF-SEXUALITÄT	FEUER
VI	DREIFACHER ERWÄRMER	FEUER
VII	GALLENBLASE	HOLZ
VIII	LEBER	HOLZ
IX	LUNGEN	METALL
X	DICKDARM	METALL
XI	MAGEN	ERDE
XII	MILZ	ERDE

LOKALISATION DER PULSE

linkes Handgelenk	rechtes Handgelenk

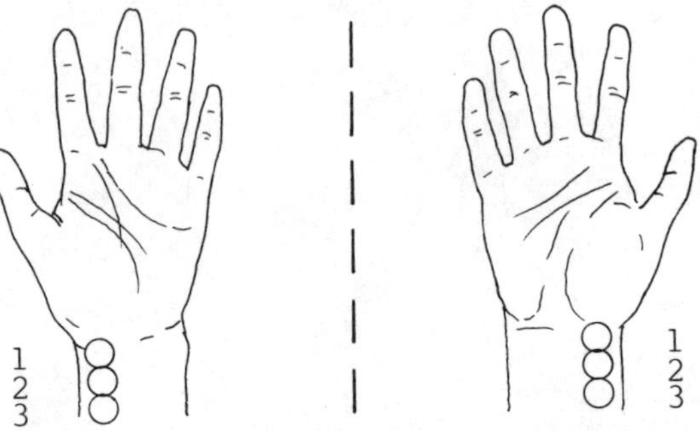

PULSBILD

	Oberflächen puls	Tiefen puls	Tiefen puls	Oberflächen puls	
1	II	I	IX	X	1
2	VII	VIII	XII	XI	2
3	III	IV	V	VI	3

DIE CHINESISCHE KÖRPERUHR

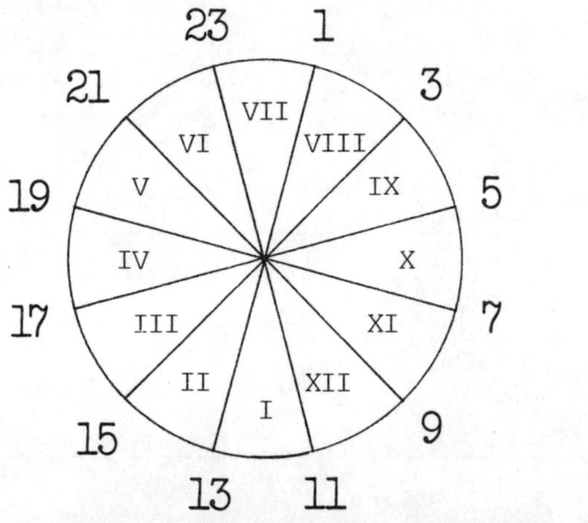

Teil II
7. Kapitel

TRADITIONELLE UNTERSUCHUNG

Sehen, Hören, Fragen, Fühlen

Die Untersuchung in der Traditionellen Akupunktur wird von vier Grundsätzen bestimmt: Sehen; Hören; Fragen; Fühlen. Wir verwenden die Beobachtungen und die Sachkenntnis einer 5000 Jahre alten Tradition. Die Untersuchung ist die Grundlage der Diagnose. Ich möchte ihren Prozeß im folgenden so darstellen, daß auch diejenigen ihn verstehen werden, die wenig über die Traditionelle Akupunktur wissen. Ich werde Schritt für Schritt die Untersuchung nachvollziehen, so wie eine Traditionelle Akupunkteurin oder ein Traditioneller Akupunkteur vorgeht, damit sie oder er genügend Informationen erhält, um die Ursache einer Krankheit zu diagnostizieren. Manches von dem, wonach wir fragen, ist denen vertraut, die einen Westlichen Arzt aufgesucht haben. Obwohl vieles in der Untersuchung vom Westlichen Standpunkt aus nicht sehr sinnvoll erscheinen mag, offenbart die Traditionelle Östliche Auffassung vom Menschen wertvolle Einsichten. Es gibt nichts, was eine Patientin oder ein Patient sagt oder tut, das nicht für ihre eigene Gesundheit von Bedeutung wäre. Ich hoffe, daß die Patienten im Verlauf der Untersuchung das verstehen werden.

Wenn ein Mensch zur Tür hereinkommt und untersucht werden will, beachten wir zuallererst seine Haltung, seine Gangart, die vorherrschenden Farben seines Äußeren, die Schattierungen, die vom Gesicht herkommen (bei natürlichem Licht) sowie seine individuellen Gesten. Man muß sich an dieser Stelle daran erinnern, daß wir die Patienten nicht beurteilen. Das Allerwichtigste im gesamten Prozeß der Untersuchung ist genaues Protokollieren — wir müssen das erfassen, was die Patienten in ihrer Ganzheit zum Ausdruck bringen. Das erfordert von dem Akupunkteur soviel Klarheit wie möglich. Es ist *nicht schlimm*, daß diese Patientin ganz in Blau gekleidet ist oder laut spricht oder steif geht oder wie auch immer ihre Besonderheiten sein mögen.

Die Patientin und die Akupunkteurin stellen sich gegenseitig vor. In England werden fast immer die Vornamen genannt, es sei denn, die Patientin möchte die Akupunkteurin lieber mit dem Zunamen anreden oder selbst mit dem Zunamen angesprochen werden. Jede Person wird gefragt, wie sie gerne angesprochen werden möchte. Dieses Verfahren ist für den Aufbau einer Beziehung grundlegend und notwendig. Wir müssen lernen, vertrauensvoll und vollständig zusammenzuarbeiten: vollständig, weil der Mensch nicht zweigeteilt werden kann, ohne seine Ganzheit zu verlieren; und vertrauensvoll, weil die Tiefe, in welche die Patientin und die Akupunkteurin vordringen müssen, wenn sie Gesundheit und Ausgeglichenheit wieder herstellen wollen, häufig zu der innigsten Beziehung führt, die dieser Mensch hat.

Im Behandlungszimmer nimmt die Akupunkteurin zum ersten Mal eine körperliche Beziehung zu der Patientin auf, in der Regel mit einem Händedruck. Die Hand, die wir nach außen strecken, spricht zur Welt; sie drückt die Ängste, die Wünsche und die inneren Gefühle der Patientin aus, die mit der Bitte um Hilfe gekommen ist. Es ist oft der Händedruck, der uns sagt, worum die Patientin uns *bittet*. Deshalb sind der Griff und seine Dauer wichtig, genauso wie die Beschaffenheit, die Temperatur und die Feuchtigkeit der Hand.

Die Patientin und die Akupunkteurin sitzen zusammen und sprechen über solche Dinge wie das richtige Buchstabieren des Namens, die Adresse, wie die Patientin erreicht werden kann, ihre Telefonnummer und wer ihr die Klinik empfohlen hat. Bei dieser Gelegenheit erfahren wir, welcher Arbeit sie nachgeht, ob sie dabei auf den Beinen ist oder sitzt, ob es irgendwelche körperlichen oder gefühlsmäßigen Belastungen in ihrer Arbeit gibt. Berufsrisiken führen häufig zu kompensatorischen Reaktionen, ohne daß die Patientin es weiß. Ein Busschaffner z.B. trägt die Tasche mit dem Wechselgeld um den Hals und wird so vorne niedergedrückt, was wiederum andere Körperpartien belastet. Jemand, der in seiner Dienststelle für 25 Menschen verantwortlich ist, verspannt sich irgendwo, um mit dieser Aufgabe fertig zu werden. Meine Beispiele erscheinen vielleicht stark vereinfachend, aber ich kann Ihnen versichern, daß es oft das Einfachste und Offensichtlichste ist, das es der Akupunkteurin ermöglicht, die Ganzheit des Hilfesuchenden klar zu erkennen.

Wie alt sind Sie, an welchem Tag, zu welcher Zeit und an welchem Ort sind Sie geboren? Diese Informationen vermitteln uns eine Vorstellung von der Lebenserfahrung und von den Umständen der Geburt. Die Patientin verfügt oft über Informationen aus zweiter Hand, was die Ereignisse zur Zeit ihrer Geburt und die Art der Geburt betrifft. Zum Beispiel der Ort — in der Nähe eines Gewässers, in den Bergen oder in einer Stadt — kann die Umwelteinflüsse auf einen Menschen bestimmen. Die genaue Zeit verschafft uns einen Zugang zu den Phasen der Planeten, die wir nicht als notwendige, aber als zusätzliche Information verwenden können. Manche Menschen haben ein Ungleichgewicht in dem Element, das der Jahreszeit ihrer Geburt entspricht. Wer im Herbst geboren ist, könnte zu einer Unausgeglichenheit im Element Metall neigen, in dem die Lunge und der Dickdarm betroffen wären. Diese Entsprechungen sind umfassend in den Kapiteln über die Fünf Elemente dargestellt worden. Das darf aber nicht so verstanden werden, daß eine Patientin, die im Herbst geboren ist, deshalb Asthma hat und unter Verstopfung leidet. Es bedeutet lediglich, daß sie Schwierigkeiten haben könnte, die mit diesen zwei Organen verbunden sind. Ich möchte sehr sorgfältig vorgehen, um geeignete Informationen über jeden einzelnen Schritt dieses Prozesses zu vermitteln. In der Akupunktur ist nichts einseitig — deshalb kann ich keine allgemeine Behauptung aufstellen, die für alle Zeit zutreffend ist. Aber ich stelle Ihnen einen Rahmen zur Verfügung, durch den Sie einige der Myriaden von Möglichkeiten verstehen.

Mit wem leben Sie? Diese Frage zielt auf den Alltag der Patientin: Ehemann, Ehefrau, Mann, Frau, Eltern, Kinder, Freund; Belastungen, Verpflichtungen, Freuden, Erwartungen und Spannungen werden besprochen. Die Rollen in der häuslichen Situation beinhalten häufig Hinweise auf die Krankheit. Wir haben allerdings in diesem frühen Stadium der Untersuchung nicht immer schon genügend Vertrauen aufgebaut, um in diese Bereiche eindringen zu können. Wir werden im Verlauf der Untersuchung noch Gelegenheit haben, weitere Informationen zu erhalten.

Warum kommen Sie in die Klinik? Diese Frage zielt auf das Wesentliche, das nicht in Ordnung ist. Sie bringt das konkrete, am meisten beunruhigende Symptom ans Licht, was immer es auch sein mag. Die Antwort wird häufig in Form einer Bezeichnung gegeben, z.B. Migräne, Schlaflosigkeit, Asthma, Arthritis, Frigidität, Durchfall, Neuralgie, Atemnot, hoher Blutdruck, Diabetes und so weiter. Als Bezeichnung sind diese Namen allerdings für die Traditionelle Akupunkteurin unwichtig. Ich will vielmehr wissen, wie diese Störung erfahren wird — ich möchte eine Beschreibung hören, wann und wie und wo es *Ihnen* zustößt. Beschreiben Sie es im Zusammenhang Ihres Lebens: wann fing es an, was geschah zu jener Zeit, hat es eine Farbe, eine Temperatur, wo genau fängt es an, wie hört es auf, hört es überhaupt wieder auf, wie werden Sie damit fertig, haben Sie eine Ahnung, womit es zusammenhängt? Auf diese Frage gibt es keine bestimmte Antwort. Sie bietet vielmehr der Patientin die Gelegenheit, nachzudenken, in ihren Vorstellungen umherzustreifen und nach der Erfahrung des Problems zu suchen. Die allgemeine Bezeichnung einer Krankheit sagt nichts Spezifisches über das individuelle Leiden aus. Ich muß die Geschichte erfahren, den Zusammenhang, die Darstellung. Gibt es etwas, das es lindert? Wissen Sie, womit das Problem in Verbindung steht? Alles, was die Patientin hier antwortet, Wort für Wort, wird protokolliert, auch die Art, wie es gesagt wird. Zum Beispiel antwortete eine Patientin: *»Ich arbeitete in einem Museum, in dem es feucht und kalt war. Ich saß fast sieben Jahre lang auf einem glatten Stuhl. Ich fiel von diesem Stuhl, weil ich einen Nylon-Overall trug. Er muß rutschig gewesen sein. Meine Kehrseite begann zu schmerzen, dann taten mein linkes Bein und meine linke Hüfte sehr weh, ein entsetzlicher, heftiger Schmerz. Ich hielt es aus und sprach mit niemandem darüber. Ich bin eben leider so. Ich konnte nicht schlafen. Es machte mich verrückt. Ich glaube, mein Herz ist schwach.«* Sie sagte das sachlich, mit einem Lächeln im Gesicht, obwohl sie Schmerzen hatte, als sie sprach.

An dieser Stelle trage ich alles zusammen, was ich sehe und höre; Dinge, zu denen ich noch Fragen habe, notiere ich mir an einer besonderen Stelle, so daß ich auf sie zurückkommen kann, wenn ich weitere Informationen benötige. Der obige Auszug stammt von einer Patientin, die mit den Worten hereinkam: *»Ich habe Arthritis«*; er ist ein knapper, unvollständiger Teil ihrer eigenen Beschreibung der Arthritis.

Haben Sie noch andere Schwierigkeiten oder Beschwerden? Gibt es etwas, weswegen Sie normalerweise nicht zum Arzt gehen würden? Diese Frage gibt uns die Möglichkeit, herauszufinden, was einem Menschen sonst noch Sorgen bereitet, selbst wenn es etwas ist, das er eigentlich gar nicht erwähnt hätte. Zum Beispiel: *Mir fällt es schwer, Entscheidungen zu treffen; es kribbelt mir oft im Ringfinger; ich bin oft sehr zornig; meine Augen tränen; mir ist es häufig kalt an den Gliedmaßen; ich könnte die ganze Zeit über gähnen* — dies sind ein paar Beispiele für *andere Schwierigkeiten*. In der Traditionellen Akupunktur ist *jedes* Symptom, ist alles, was ein Mensch über sich selbst zu sagen hat, wichtig und wird berücksichtigt. Jeder von uns ist eine einzigartige Kombination der menschlichen Natur. Die Patientin fühlt sich nicht selten erleichtert, daß sie ernstgenommen wird, unabhängig davon, ob sie ein Allerweltsproblem hat oder etwas ganz Ungewöhnliches.

Wie ist Ihre Krankengeschichte? Haben Sie Operationen gehabt, irgendwelche Unfälle, Krankheiten oder Aufenthalte in einem Krankenhaus? Die Antwort auf diese Frage vermittelt mir einen historisch-chronologischen Überblick über die Gesundheit eines Menschen; sie sagt mir auch, welche

Operationen ausgeführt und welche Meridiane an welcher Stelle durchgeschnitten worden sind. Traten Neben- oder Nachwirkungen auf? Falls es Unfälle oder Verletzungen gab — welche Körperpartien wurden am stärksten in Mitleidenschaft gezogen? Falls es Krankheiten gab — in welcher Reihenfolge traten sie auf und wie schwer waren sie? Die Antwort auf diese Fragen enthält häufig einen Hinweis auf den Weg, den das Gesetz der Heilung einschlagen wird. Der Körper *erinnert sich*, er trägt die Spuren der vergangenen Krankheit in sich, insbesondere dann, wenn sie unterdrückt wurde und ihren natürlichen Verlauf nicht nehmen durfte. Während des Heilungsprozesses erlebt die Patientin oftmals einen Rückfall, der uns einen flüchtigen Blick auf die alte Krankheit werfen läßt, die erst jetzt die Körpergeistseele verläßt. Zum Beispiel das Asthma der Kindheit kann für eine Stunde oder zwei zurückkehren, um dann für immer überwunden zu sein. Depressionen der Jugendzeit, Gefühle der Angst und Schrecken, selbst die alte Angst vor dem Dunkeln — sie können vorübergehend noch einmal auftauchen, ehe sie verschwinden. Es muß nicht immer so sein, aber die Kenntnis der Geschichte einer Krankheit kann uns einen Hinweis auf den Heilungsprozeß des Einzelnen geben.

Wie sieht die Krankheitsgeschichte Ihrer Familie aus? Wie die Ihrer Eltern, Brüder, Schwestern, Großeltern, Söhne, Töchter, Ihres Ehemannes bzw. Ihrer Ehefrau? Dieser Abschnitt der Untersuchung liefert uns Informationen über Erb- und Anlagefaktoren. Die Patientin hat nicht selten davor Angst, daß ihr das gleiche zustoßen könnte wie ihren Eltern; vielleicht macht sie sich Sorgen über Diabetes, Krebs, Arthritis oder einen Nervenzusammenbruch. Das ist für mich Anlaß genug, die Krankheitsgeschichte der Familie zu ermitteln. Jede Sorge der Patientin ist wichtig. Die Lebensweisen, das Verhalten sowie der Bezugsrahmen für die Weltanschauungen werden oft von Generation zu Generation übernommen. Das gilt auch für Tendenzen zu bestimmten Energie-Ungleichgewichten. Daß es bestimmte Muster gibt, heißt allerdings nicht, daß ein Mensch diesen Weg nicht meiden könnte. Es ist aber wichtig, diese Tendenzen zu kennen.

Wie ist die Entwicklung Ihrer Gefühle verlaufen? Wie waren Sie als Kind? Hatten Sie Schwierigkeiten, an die Sie sich erinnern können, irgendwelche markanten Grundzüge? Wie kamen Sie mit anderen zurecht, wie empfanden Sie die Zeit des Heranwachsens? Gab es in Ihrer Kindheit ein Trauma, wie etwa einen Umzug oder einen Todesfall in der Familie, das Sie schrecklich durcheinander gebracht hat? Das ist wichtig, weil die Vergangenheit in uns noch vorhanden ist. Viele unserer erwachsenen Ängste setzen sich aus den Ängsten der Kindheit zusammen, mit denen wir niemals fertig geworden sind. Und nicht nur Angst, sondern auch Wut, Freude, Mitleid, Kummer — tatsächlich alle Gefühle bleiben so in uns, wie wir sie einmal empfunden haben, und sie beeinflussen uns noch heute. Jedes Ungleichgewicht, das wir jetzt haben, ist mit einem Gefühl verbunden, genauso wie jede Krankheit, jedes Symptom (das ist im einzelnen in den Kapiteln über die Fünf Elemente erörtert worden).

Wie würden Sie selbst Ihre Gefühle beschreiben? Diese Frage richtet sich auf die gegenwärtige Spannung, auf die Gefühle, die der Patientin die größten Schwierigkeiten bereiten. Normalerweise ist ihr das Gefühl bewußt, dessen Äußerung ihr schwerfällt oder das an erster Stelle steht. Gefühl und Handlung klaffen häufig weit auseinander. Diese Frage soll uns zu der Beschreibung ermutigen, wie wir uns wirklich in unserem Innern fühlen — selbst dann, wenn wir über Jahre hinweg anderen etwas vorgemacht haben. Diese Selbstbeschreibung ist der zentrale Punkt, an dem die Patientin allmählich zu verstehen beginnt, wie ihre Gefühle mit allem im Leben verbunden sind. Sie könnte in diesem Abschnitt Beziehungsprobleme ansprechen, die für ihre gegenwärtigen gefühlsmäßigen Bedürfnisse kennzeichnend sind. Diese Frage liefert uns wichtige Anhaltspunkte für den Zustand der Energie in allen Elementen.

Welche ist Ihre Lieblingsfarbe? Diese Frage erkennt die Verbindung zwischen Farbe und Krankheit an, so wie sie die Chinesen gesehen haben und wie sie von einem Westlichen Arzt kaum verstanden wird. Blau geht einher mit dem Element Wasser, das den Meridianen der Blase und der Nieren entspricht. Das bedeutet keineswegs, daß Sie nierenkrank sind, nur weil Blau Ihre Lieblingsfarbe ist. Es kann aber bedeuten, daß Ihr Wasser-Element gestärkt, daß es in Harmonie mit den anderen Elementen gebracht werden muß. Wenn Sie die Farbe Blau nicht mögen, kann das als Hinweis auf ein Ungleichgewicht genauso bedeutsam sein, wie wenn Sie Blau lieben. Beide Seiten *können* ein und dasselbe aussagen: *Überprüfe meinen Blasen- und meinen Nierenmeridian*. In den meisten Fällen ist die Patientin überrascht, sich selber sagen zu hören: *Ich hasse Rot, oder Blau, oder Grün usw.*, und dies mit einer Heftigkeit, die ihr vorher fremd war. Oft erkennt sie auch, daß die Kleidung, die sie sich kauft, und ihre Umgebung von nur einer Farbe beherrscht werden, manchmal zeitweilig, manchmal ständig. Ich zögere ein wenig, das zu sagen, aus Furcht vor der Selbstdiagnose des Lesers und seiner Paranoia, daß er eine Farbe liebt und eine andere nicht ausstehen kann. Wir fällen kein Urteil. Alles, was mit uns zu tun hat, verweist auf die Gesamtheit und bestätigt sie. Wir können die Verbindungen erkennen und das Gleichgewicht dort wieder herstellen, wo es fehlt. Wir erhalten durch die Traditionelle Untersuchung die Informationen, die wir benötigen, um unsere Gesundheit wieder zu erlangen.

Welche Jahreszeit gefällt Ihnen oder gefällt Ihnen nicht? Jede Jahreszeit entspricht einem Element. Der Herbst ist mit dem Element Metall verbunden, dem die Organ-Systeme der Lunge und des Dickdarms entsprechen. Wenn Sie den Herbst nicht leiden können, suchen Sie vielleicht jemanden, der herausfinden soll, ob die Energie in Ihrem Metall-Element ausgeglichen ist und sich im Einklang mit den übrigen befindet. Das wäre auch dann der Fall, wenn Sie ausschließlich den Herbst lieben. Obwohl man nicht immer ganz genaue Entsprechungen aufstellen kann, haben die Chinesen in den meisten Fällen richtige Vorhersagen über den Zusammenhang von Jahreszeit und Krankheit getroffen.

Welches Klima mögen Sie am liebsten, oder welches mögen Sie gar nicht? Ich möchte noch einmal betonen, daß in der Traditionellen Akupunktur etwas genau dasselbe bedeuten kann, wie sein Gegenteil; was sehr stark geliebt oder aber verabscheut wird, weist uns auf dasselbe hin. Die Hitze ist mit dem Element Feuer verbunden und mit der Jahreszeit Sommer. Das entspricht den Meridianen des Herzens und des Dünndarms sowie des Dreifachen Erwärmers und der Kreislauf-Sexualität (die beiden letzteren Funktionen sind der Westlichen Medizin unbekannt). Wenn Sie ein warmes Klima nicht mögen, die Hitze nicht ertragen können, und auch, wenn sie es sehr gern haben und die Kälte nicht ertragen können, dann bitten Sie uns vielleicht, das Gleichgewicht der Energie in Ihrem Feuer-Element zu überprüfen — in den Meridianen des Herzens, des Dünndarms, des Dreifachen Erwärmers und der Kreislauf-Sexualität.

Zu welcher Tageszeit fühlen Sie sich besser oder schlechter? Diese Frage stellt der Traditionelle Akupunkteur im Hinblick auf die Chinesische Körper-Uhr, die sich auf die Zeiten der Energiespitze in jedem einzelnen Element im Tagesverlauf bezieht. Das Element Holz z.B. hat seine höchste Energie von 23 bis 3 Uhr; in dieser Zeit ist also die Energie im Gallenblasen- bzw. im Leber-Meridian etwas voller als in den übrigen Meridianen. Wenn mir eine Patientin erzählt, daß sie sich in dieser Zeit viel besser fühlt, besser als zu jeder anderen Tageszeit, kann das ein Wink sein zu prüfen, ob das Holz-Element in Not ist. Auf der anderen Seite — wie ich bereits erwähnt habe — kann das Gegenteil genauso kennzeichnend sein; wenn sich also jemand zu dieser Zeit schlechter fühlt als sonst, würden wir ebenfalls dieses Element befragen. Den Chinesen zufolge übt zu jeder Stunde des Tages eine unserer Organ-Funktionen einen etwas größeren Einfluß aus als die anderen. Weil dies dem natürlichen körperlichen Rhythmus folgt, läßt der Körper uns wissen, wann etwas nicht stimmt.

Welchen Geschmack bevorzugen Sie? Gibt es etwas, dessen Geschmack Sie wirklich nicht ausstehen können? Der Geschmack dient uns oft als Maßstab, der uns anzeigt, daß sich die Harmonie des Körpers zu verschlechtern beginnt. Alles, was mit der Nahrung zu tun hat, die ja für die Erhaltung des Lebens sorgt, ist für unsere Energie von Bedeutung — also auch der Geschmack. Es gibt fünf Geschmacksrichtungen, die jeweils einem Element entsprechen. Süß ist der Geschmack, der mit dem Element Erde verbunden ist. Dieses regiert den Magen- und den Milz-Meridian. Wir wissen, daß es Menschen gibt, die gerne Süßigkeiten naschen, die jeden Tag eine kleine Tafel Schokolade haben müssen, die an einer Konditorei einfach nicht vorbeigehen können. Und es gibt die selteneren Fälle, die niemals Süßigkeiten essen, die sie tatsächlich verabscheuen. Heißt das nun, daß ihr Magen in Not oder die Funktion ihrer Milz gestört ist? Nicht unbedingt; die Nahrungsvorlieben geben jedoch der ausgebildeten Akupunkteurin, die sämtliche Informationen der Untersuchung aufeinander bezieht, einen Hinweis auf die Meridiane, die vielleicht stärker ausgeglichen werden sollten. Es ist allerdings nicht ganz so einfach, wie es sich zunächst anhört. Entsprechend den Gesetzmäßigkeiten innerhalb der Fünf Elemente kann es das Element Erde sein, das am deutlichsten auf eine Erschöpfung hinweist, und doch ist es vielleicht nicht die Ursache des Problems. Denn jedes Element ist auch von seinem vorhergehenden abhängig; die Fünf bilden ein Netz von ineinander greifenden und aufeinander abgestimmten Beziehungen — wie Freunde, die glücklich im selben Haus wohnen und nur geringfügig vom Auf und Ab des Lebens betroffen sind.

Der folgende Abschnitt der Untersuchung wird als die *Überprüfung der Systeme* bezeichnet. Diese ist der Westlichen Medizin vertraut, obwohl einige der Entsprechungen verschieden sind. Ich werde Ihnen so deutlich wie möglich erklären, welche Bedeutung die einzelnen Schritte haben, mit denen der Traditionelle Akupunkteur den Gesundheitszustand eines Menschen bestimmt.

Was ist mit Ihrem Kopf? Schmerzt er manchmal? Wird es Ihnen schwindlig? Diese Frage lenkt die Aufmerksamkeit des Patienten auf einen sehr wichtigen Teil seiner selbst. Die meisten von uns verbringen viel Zeit in ihrem

Kopf, oft unter Ausschluß des übrigen Körpers und, wie ich hinzufügen möchte, zum Nachteil des Kopfes. Wenn sich eine Störung anbahnt, ist es häufig unser Kopf, der die Hauptlast trägt oder als Radarschirm für den übrigen Teil unseres inneren Selbst dient. Spannungen entstehen üblicherweise im Kopf, das bestätigen die kommerziellen Fersehsendungen. Die meisten von uns haben etwas über ihren Kopf zu sagen oder nehmen wenigstens nach und nach zur Kenntnis, wie der Kopf mit ihrem übrigen Selbst verbunden ist. Die Beschreibung, die jemand hier gibt, kann uns zur Ursache des Problems hinführen.

Tragen Sie eine Brille? Oder Kontaktlinsen? Sind Sie kurz- oder weitsichtig? Brennen Ihre Augen, fühlt es sich wie Scheuern an, sind sie ungewöhnlich gerötet? Haben Sie in der letzten Zeit Veränderungen an ihnen bemerkt? Die meisten Informationen dieser Art erhalten wir im ersten Abschnitt der Untersuchung, wenn wir nach 'anderen Beschwerden' fragen. Nicht selten jedoch wurden sie vergessen und diese *Überprüfung der Systeme* kann sie ans Licht bringen. Die Augen werden vom Holz-Element regiert; deshalb kann alles, was mit ihnen geschieht, etwas Spezifisches über dieses Element aussagen, bzw. über den Gallenblasen- und den Leber-Meridian, die zu diesem Element gehören. Häufig verbessert sich das Sehvermögen einer Patientin im Verlauf der Akupunktur-Behandlung, wenn die Energie ausgeglichen wird. Das ist für die Patientin wichtig, denn es ermöglicht ihr, sich besser zu fühlen, selbst dann, wenn das Hauptproblem sie weiterhin belastet. Wenn Sie von Ihrem Optiker erfahren, daß Ihre Sehkraft sich verbessert hat, werden Sie sich doch sicher auch freuen! In Fällen, in denen ein chronischer Zustand wie 'Arthritis' eine längere Zeit beanspruchen wird, um in Ordnung gebracht zu werden, muß die Patientin die Erfahrung machen, daß sich in ihrem Leben tatsächlich etwas verbessert.

Was ist mit Ihren Ohren? Hören Sie gut? Die Ohren werden im täglichen Leben selten beachtet. Was wir hören und wie wir es hören, bringt uns mit anderen Menschen in Verbindung oder hält uns fern von diesem Kontakt. Die Karikatur eines älteren, tauben Menschen, der sich zu verstehen bemüht, was ein anderer ihm sagt, und der dann etwas völlig anderes wiederholt, ist überhaupt nicht witzig. Wir erfahren Musik und Lachen und sämtliche Klänge des Universums durch unsere Ohren, genauso wie die Geräusche und Stimmen derjenigen, denen wir eigentlich nicht zuhören wollten — eben die Töne des menschlichen Lebens. Es gibt viele Märchen und einige Tatsachen über die Form des Ohres, die mit unserer embryonalen Entwicklung verbunden sein soll — das Ohr hat die Gestalt eines auf den Kopf gestellten Fötus. Die Akupunktur-Punkte auf dem Ohr sollen der Entwicklung der Organe und ihrer Lokalisation innerhalb dieser Gestalt entsprechen. Deshalb konzentriert sich die gängige Akupunktur zum Abnehmen auf das Ohr. Dies ist eine gefährliche Form symptomatischer Akupunktur, die die Ganzheit des Patienten nicht berücksichtigt. Ein Mensch, der viele Probleme mit seinen Ohren gehabt hat, wie Ohrenklingen, -sausen, -schmerzen und -brennen, kann uns damit darauf hinweisen, daß sein Wasser- oder sein Feuer-Element Aufmerksamkeit erfordert.

Was ist mit Ihrer Nase? Wie ist Ihr Geruchssinn? Wie sind Ihre Atemwege? Haben Sie manchmal Nasenbluten? Die Nase wird — wie die Ohren — karikiert und unterschätzt. Andererseits bestimmen sehr viele Gefühle und Beziehungen das Bild unserer Nase. Nasen-Berufe sind nichts Ungewöhnliches. Bezeichnungen wie Adlernase, Gurke, Stupsnase oder Himmelfahrtsnase sind uns zur Charakterisierung bestimmter Nasen geläufig; dabei wird allerdings die Funktion der Nase — das Riechen — regelmäßig übersehen. Der Zustand der Energie im Element Erde, das heißt im Magen- und im Milz-Meridian, ist direkt mit der Nase verbunden. Eine weitere Funktion der Nase ist das Beseitigen von Abfall. Sie ist deshalb auch eng mit dem Dickdarm verbunden, dem Ausscheider, einer Funktion innerhalb des Metall-Elementes. Der letzte Punkt auf dem Dickdarm-Meridian ist tatsächlich neben der Nase — er heißt *Willkommener Duft*.

Was ist mit Ihrem Mund? Hatten Sie Schwierigkeiten mit den Zähnen, schlechte Zähne oder Extraktionen? Hatten Sie Halsentzündungen, Mandelentzündung, Wucherungen oder sonstige Probleme im Zusammenhang mit dem Mund und den Atemwegen? Haben Sie manchmal einen Geschmack im Mund, den Sie nicht einordnen können? Können Sie Salziges, Saures und Bitteres unterscheiden? Haben Sie einen Sprachfehler? Der Mund kontrolliert eine der wichtigsten Quellen unserer Energieproduktion, nämlich das Essen und Trinken. Wir kauen im Mund, und das ist der Anfang des Ernährungsprozesses.

Wie ist Ihre Haut? Ist sie trocken; bekommen Sie leicht blaue Flecken; haben Sie einen Hautausschlag? Die Haut ist unsere äußere Hülle. Durch sie nehmen wir auf und geben ab. Die Chinesen sahen in ihr unsere dritte Lunge. Es ist eine beschützende Hülle, die sich bis zur Welt hin ausstreckt. *Eine dicke Haut haben, eine dünne Haut haben, nur Haut und Knochen, um Haaresbreite (engl. by the skin of my teeth)* — diese Ausdrücke beziehen sich auf unsere eigene Ausdehnung. Die Haut wird vom Element Metall regiert, von Lunge und Dickdarm. Das leuchtet fast unmittelbar ein — denken wir nur einmal an die Atmung der Haut durch die Poren und die Beseitigung von Abfall über das Schwitzen! Über die Haut — und über die Meridiane, die ja auf ihr verlaufen, — führen wir die Akupunktur-Behandlung durch, denn dort liegen die Akupunktur-Punkte.

Wie ist Ihr Haar, Ihre Kopfhaut? Das Kopfhaar wird vom Element Wasser regiert, deshalb vermittelt uns der Zustand des Haares und der Kopfhaut Informationen über die Blase und die Nieren. Das Haar eines kranken Menschen ist häufig Veränderungen unterworfen: Haarausfall, trockene Kopfhaut, starke Verfettung, Änderung der Farbe.

Wie sind Ihre Fuß- und Fingernägel? Die Nägel werden vom Element Holz regiert. Wenn sie gefurcht, spröde, weich, gespalten oder verfärbt sind, kann das die Art sein, in der unsere Körpergeistseele den Zustand von Leber und Gallenblase, den beiden Funktionen im Holz-Element, widerspiegelt. Sowohl die Fuß- als auch die Fingernägel drücken den Zustand des Holz-Elementes aus. Allerdings ist es nicht immer so, daß jemand mit einem Ungleichgewicht im Holz auch problematische Fingernägel hat, die uns das erkennen lassen. Und der Patient kann uns zwar in die Richtung der Ursache seiner Krankheit führen, aber ein Hinweis, der paßt, bedeutet nicht unbedingt, daß wir die Antwort haben. Ein äußerst kompliziertes In-Beziehung-Setzen *aller* Informationen ist die einzige Methode, eine richtige Diagnose zu erstellen.

Wie sind Ihre Knochen? Viele Patienten wissen über ihre Knochen Bescheid, sie wissen, ob sie in Ordnung sind oder nicht. *Ich fühle es in den Knochen* ist eine alte Wettervorhersage. Die Knochen werden vom Element Wasser (einschließlich der Blase und der Nieren) regiert, dessen Jahreszeit der Winter ist — die Zeit, in der Schwierigkeiten mit den Knochen akut werden, z.B. für viele Menschen mit Arthritis. Menschen, die anfällig für Knochenverletzungen und -brüche sind, haben oft ein Wasser-Ungleichgewicht.

Wie sind Ihre Muskeln? Viele Patienten haben etwas zu ihren Muskeln zu sagen, ob sie schlaff, weich, kräftig, spastisch, verkrampf oder nicht gut in Form sind und keine Spannkraft mehr haben. Den Chinesen zufolge werden die Muskeln vom Element Holz regiert.

Wie steht es mit dem Wasserlassen? Diese Frage zielt auf alle Aspekte der Beseitigung des flüssigen Abfalls. Das schließt die Häufigkeit ein, die Kontrolle, die Farbe, den Geruch, die urogenitalen Infektionen, das Brennen, das Eitern, das Zurückhalten und auch, zu welcher Tageszeit einer dieser Aspekte auffällig ist. Obwohl überwiegend die Blase mit der Harnfunktion beauftragt ist — und somit, über ihre gegenseitige Beziehung, das Element Wasser einschließlich der Nieren —, kann der Abfluß des Abfalls viel mit einigen anderen Funktionen zu tun haben: mit der Milz, die transportiert, mit dem Dickdarm, der den Schutt hinauswirft, oder mit dem Dünndarm, der sortiert. Es entspricht der Östlichen Auffassung, die Funktionen mit diesen Organen zu verbinden, was sich nicht ohne weiteres in Westliche Vorstellungen von Organ-Funktionen übertragen läßt.

Schwitzen Sie? Die Frage nach dem Schwitzen folgt auf die nach dem Wasserlassen, denn beides sind natürliche Methoden des Körpers, sich seines flüssigen Abfalls zu entledigen. Manche Menschen schwitzen niemals, manche ständig; der eine hat vielleicht Nachtschweiß, der nicht salzig ist, ein anderer hat ebenfalls Nachtschweiß, aber salzigen; jemand kann nur zu bestimmten Tageszeiten, ein anderer nur an bestimmten Stellen schwitzen. Es gibt viele Variationen, und alle haben eine Bedeutung.

Was ist mit Ihrem Darm? Haben Sie eine Veranlagung zu Durchfall oder Verstopfung (das würde die Gefühle beeinflussen)? Haben Sie regelmäßig Stuhlgang, und wenn ja, wann? Was bringt die Regelmäßigkeit durcheinander? Haben Sie häufig Blähungen? Welche Farbe hat der Stuhl? Ist er gleitend? Haben Sie Hämorrhoiden, Afterjucken, irgendwelche Wunden oder rektale Risse? Die gesamte Ausscheidungsfunktion wird vom Dickdarm regiert, einer Funktion innerhalb des Metall-Elementes. Obwohl der Zustand des Darms unsere Aufmerksamkeit auf das Element Metall lenkt, ist der Darm nicht nur und nicht immer mit dem Dickdarm verbunden. So sagt das Wasser als das Element des Fließens und der Gleitfähigkeit manchmal genauso viel über den Darm aus wie das Metall.

Wie schlafen Sie? Wieviele Stunden — von wann bis wann? Erwachen Sie müde? Der Schlaf ist ein Heiler der Körpergeistseele. Sehr viele Menschen können nur selten natürlich — ohne Medikamente — schlafen. Die enorme Belastung des täglichen Lebens und innere Ruhelosigkeit rauben den Menschen häufig diese lebenswichtige Heilungschance. Erschöpfung, die keinen Ausgleich im Schlaf findet, steigert sich und zwingt so die Körpergeistseele, die Situation ohne die notwendigen Ressourcen zu meistern. Selbst eine kleine Schlafstörung wirkt sich auf das Leben eines Menschen verheerend aus. Der Schlaf — genauso wie Nahrung und Atmung — beeinflußt das Gleichgewicht aller Elemente — und umgekehrt. Die Beschreibung des Schlafes ist ein direkter Schlüssel zu dem am meisten gestörten Element.

Träumen Sie? Gibt es ein sich wiederholendes Thema? Diese Frage folgt auf jene nach dem Schlafverhalten, um das Element herauszufinden, das am meisten beachtet werden muß. Spezifische Traummotive, wie z.B. *"Brachliegende Felder"*, werden bei den Indikationen für bestimmte Akupunktur-Punkte angesprochen. Der ganze Traumbereich deckt Tatsachen über uns auf, von denen wir in der Regel nichts wissen — Informationen über unsere Ängste und Wünsche, unsere Traumata und Vorahnungen von Schicksalsschlägen, unser Selbstbild und die Blockierungen unserer Kreativität. Diese Frage umfaßt keine Traumanalyse, sondern spricht Bilder an, die uns einen Wink auf bestimmte Unausgeglichenheiten geben.

Rauchen Sie? Wieviele Zigaretten pro Tag? Wieviele Pfeifen, wieviele Zigarren? Schon allein die Tatsache, daß diese Frage überhaupt gestellt wird, ist bezeichnend. Sowohl für die Menschen, die rauchen, als auch für jene, die andere vor dem Rauchen warnen, ist es offensichtlich, daß Nikotin den Organismus eines Menschen verändert. Die Lunge und das Blut werden in Mitleidenschaft gezogen; noch tückischer und subtiler jedoch ist die Gewöhnung, zum Teil gerade deshalb, weil man von ihr abhängig ist und ihre Aufgabe ein Trauma mit sich bringt. Wir müssen wissen, ob und in welchem Ausmaß ein Mensch raucht, wie er sich dabei fühlt, und ob er versucht, es aufzugeben.

Trinken Sie? Was trinken Sie und wieviel? Mit dieser Frage wollen wir die täglich eingenommene Flüssigkeitsmenge ermitteln sowie das, woraus sie besteht — aus Tee, Kaffee, Wasser, Milch, alkoholischen Getränken, Saft, Sodawasser oder anderen Getränken. Das Element Wasser kontrolliert am meisten die Flüssigkeit im Körper. Die Menge, die wir trinken, beeinflußt das Wasser und kann z.B. Aufblähen, Austrocknen oder Trockenheit und Sprödigkeit bewirken. Es ist nicht ungewöhnlich, wenn wir eine direkte Beziehung zwischen dem Gefühl des Ausgetrocknetseins und dem Mangel an eingenommener Flüssigkeit vorfinden, obwohl das keineswegs immer zutrifft. Es kann sich jemand sehr ausgetrocknet fühlen und dabei 20 Tassen Flüssigkeit am Tag trinken. Bei Tee oder Kaffee ist auch die Frage wichtig, wieviel Zucker genommen wird. Ein oder zwei Kaffeelöffel pro Tasse ergeben bei 12 Tassen am Tag eine beachtliche Menge Zucker. Obwohl Honig nahrhafter als raffinierter Zucker ist, kann er in dieser Menge gleichermaßen übertrieben sein, vor allem für die Menschen, die ihr Gewicht kontrollieren wollen.

Wie ernähren Sie sich? Was und wieviel essen Sie? Genießen Sie es? Befolgen Sie eine Diät? Wie entscheiden Sie, was Sie essen? Worauf haben Sie den größten Appetit? Die Umkehrung des alten Sprichwortes *Iß, um zu leben* bestürmt ständig unsere Sinne. Schnellimbiß-Stände und Supermärkte bieten Essen von fraglichem Nährwert und fragloser Beliebtheit an. Unsere Nahrung bestimmt, wie wir fühlen, handeln, aussehen und denken. Wenn das, was wir zu uns nehmen, ausgeglichen ist, trägt es zu unserer Ausgeglichenheit bei. Ein Blick auf ihre tägliche Nahrung zeigt der Patientin häufig, daß sie sich wirklich nicht angemessen ernährt, und dementsprechend fühlt sie sich — träge, fett, ohne Energie und Lebenskraft. Die richtige Ernährung ist eine unserer wichtigsten Methoden, uns lebendig und gesund zu halten. Wenn bestimmte Bestandteile fehlen — wie Vitamine, Mineralien oder Proteine —, dann muß die Akupunkteurin den Menschen nicht zu einer reglementierten, wohl aber zu einer ausgeglichenen Nahrung hinführen.

Nehmen Sie Medikamente? Diese Frage schließt ein: Vitamine, diätetische Zusätze, Abführmittel, die Anti-Baby-Pille, Aspirin sowie Verschreibungen aller Art. Bestimmte Arzneimittel haben bekanntermaßen Nebenwirkungen; sie erfordern besondere Vorsichtsmaßnahmen oder bringen Kontraindikationen mit sich. Ein Mittel gegen Arthritis kann das Wasser-Element ernstlich beeinträchtigen. Auch das Holz-Element wird häufig aus dem Gleichgewicht gebracht. Beruhigungstabletten halten die Körpergeistseele zum Narren; sie mögen zwar in bestimmten Fällen notwendig sein, bringen aber nicht selten das natürliche Gleichgewicht noch stärker durcheinander. Je weniger Medikamente ein Mensch nimmt, desto besser ist er dran. Wir — unsere Körpergeistseele — haben das Bestreben, gesund und ausgeglichen zu sein, und wenn wir das mittels Akupunktur erreichen wollen, kann das Medikament ein Hindernis auf dem Weg zu wirklicher Gesundheit sein. Während der Behandlung würden wir versuchen — falls es überhaupt möglich ist —, die Dosierung schrittweise herabzusetzen, bis die Patientin ohne Medikamente auskommen kann. Manchmal ist das einfach nicht möglich, weil die Abhängigkeit von ihnen so stark ist, daß der Körper seine eigenen Funktionen nicht mehr ohne Hilfe erfüllen kann. Eine schwierige Frage in diesem Zusammnenhang ist die Einnahme der Anti-Baby-Pille. Es gibt nur wenige Frauen, die die Pille nehmen und deren Puls nicht ein Ungleichgewicht anzeigt, das sich direkt auf die Anti-Baby-Pille bezieht. Wenn der

Schutz der Pille fehlt, führt das jedoch zu Anspannung und Sorgen, die häufig noch mehr Unausgeglichenheit in der Energie erzeugen.

Wie sieht Ihr Menstruationszyklus aus? In welchem Alter setzte die Periode ein? Ist sie regelmäßig? Wie lange hält sie an; haben Sie dabei körperliche Beschwerden, oder Depressionen, oder sonstige Veränderungen? Ist sie stark? Wann war Ihre letzte Periode? Sind Sie jemals schwanger gewesen? Wie ist die Schwangerschaft verlaufen und wie die Geburt? Möchten Sie gerne schwanger werden? Der rhythmische Lebenszyklus, die Erfüllung der Sexualität und die Zeugung werden vom Wasser-, vom Feuer- und vom Erde-Element regiert. Das gilt für Männer und Frauen; die Ch'i-Energie regiert sowohl die Menstruation als auch einen männlichen Zyklus. Es gibt einen rhythmischen Fluß der Lebensenergie in *allen* Menschen.

Wie ist der allgemeine Zustand Ihrer Energie? Haben Sie das Gefühl, daß Sie genug Energie haben, oder haben Sie so viel, daß Sie sich nicht entspannen können? Wie ist Ihre sexuelle Energie? Die Akupunktur-Behandlung wirkt direkt auf die Bewegung und das Gleichgewicht der Ch'i-Energie. Diese Frage fordert die Patientin auf, ihre eigene Energie zu beschreiben. Einer der am stärksten in Anspruch genommenen Bereiche der Persönlichkeit ist die Sexualität. In jeder Beziehung schwingt die Sexualität in irgendeinem Punkt mit. Sie ist unauflösbar mit unserem Leben verflochten, obwohl sie oft nicht integriert ist, nicht wohltuend erlebt und nicht genossen wird. Ein angespanntes Verhalten, das Verdrängen der Wünsche und mit Leistung verbundene Vorstellungen charakterisieren die Sexualität sehr vieler Menschen. Unsere Lebenskraft will ungehindert fließen — und wenn sie es nicht kann, gibt sie uns einen Hinweis auf die Blockierung. Sexuelle Schwierigkeiten sind ein wichtiges Anzeichen eines Energie-Ungleichgewichts; sexuelle Bedürfnisse bleiben jedoch nur zu oft unerwähnt bei der Diskussion von Gesundheit und Krankheit. Für die innere Harmonie ist es aber wesentlich, daß wir auf das hören, was die Körpergeistseele uns sagt.

Fühlen

Dieser Teil der Erörterung dreht sich um den vierten Grundsatz der Traditionellen Untersuchung, das Fühlen. Weil hier das Verständnis so weitgehend von dem Vertrautsein mit den zwölf Pulsen abhängig ist, beginne ich diesen Abschnitt mit einer Beschreibung der Pulse.

Deshalb sagt man: Jene, die den inneren Körper kennenlernen wollen, fühlen die Pulse und haben so die Grundlagen der Diagnose.[1]

Es gibt zwölf Hauptbahnen der Energie im Körper. Sie werden Meridiane genannt, und sie entsprechen den zwölf Haupt-Funktionen des Körpers. Zehn dieser Funktionen sind nach den zehn größeren Organen des Körpers benannt: das Herz, der Dünndarm, die Blase, die Nieren, die Gallenblase, die Leber, die Lunge, der Dickdarm, der Magen und die Milz.

Die anderen zwei Funktionen sind die Kreislauf-Sexualität und der Dreifache Erwärmer. Ihr Platz in der Reihenfolge ist zwischen den Nieren und der Gallenblase. Diese Ordnung wird mit römischen Zahlen gekennzeichnet, beginnend mit I für das Herz und endend mit XII für die Milz. Ich erwähne das, weil wir die Pulse bei der Untersuchung in dieser Form protokollieren. Dieses System ist international und verhindert Fehler bei der Übersetzung — Fehler, die für die Patienten gefährlich sein könnten.

Jede der zwölf Funktionen hat einen Meridian, den wir uns als einen Energie-Strom vorstellen können, der ständig durch den Körper fließt. Krankheit ist der Weg der Körpergeistseele, uns zu sagen, daß einem oder mehreren dieser Meridiane die angemessene Menge oder die richtige Qualität der Energie fehlt. Wie finden wir heraus, welcher es ist? Der Puls eines jeden Meridians kann entlang jeder größeren Arterie gefühlt werden. In der Regel lesen wir die Pulse über der Radial-Arterie an den Handgelenken. In alten chinesischen Lehrbüchern verlaufen die Ströme des Bluts und der Energie zusammen. Überall dort, wo das Blut fließt, fließt auch die Energie. Die Energie-Pulse dürfen allerdings nicht mit den Blut-Pulsen verwechselt werden. Sie sind völlig spezifisch und auch untereinander verschieden. Es gibt zwölf Energie-Pulse; jeder entspricht einer bestimmten Funktion. Der Traditionelle Akupunkteur lernt, die Quantität und die Qualität jedes Pulses zu fühlen und sie zu protokollieren. Die Pulse werden dann später in Beziehung zu den übrigen Informationen aus der Untersuchung gebracht (vgl. die Abbildungen am Ende des 6. Kapitels).

Das Lesen der Energie-Pulse ist für die Diagnose und die Behandlung unentbehrlich. Eine wirklich erfahrene Akupunkteurin kann in ihnen die Informationen über vergangene Krankheiten, gegenwärtige Unausgeglichenheiten und zukünftige Krankheitstendenzen finden. Dies bedeutet lebenslanges Lernen.

Das System des Abtastens, wie es im Nei Ching vorgestellt wurde, sollte bei der Diagnose und der Lokalisation jeglicher Krankheiten angewandt werden. Die Grundlage dieser Praxis war die Überzeu-

gung, daß der Puls in der Tat aus sechs Pulsen besteht, das heißt, es gibt drei Puls-Paare an jeder Hand, jeder ist mit einem bestimmten Teil des Körpers verbunden und kann selbst die kleinsten krankhaften Veränderungen registrieren, die sich im Körper ereignen.[2]

(Ilza Veith)

Jeder Puls ist mit einem anderen verknüpft: der Dünndarm mit dem Herzen, die Gallenblase mit der Leber, die Blase mit den Nieren, der Dickdarm mit der Lunge, der Magen mit der Milz und der Dreifache Erwärmer mit der Kreislauf-Sexualität. Die folgenden Zitate enthalten einige Beispiele dafür, was wir in den Pulsen fühlen und was dies für das Leben eines Menschen bedeuten kann.

Der Puls ist die Schatzkammer des Blutes. Wenn seine Schläge lang und anhaltend sind, dann ist die Zusammensetzung des Pulses gut geregelt; wenn die Pulsschläge kurz und ohne Volumen sind, dann ist die Zusammensetzung des Pulses in Unordnung. Wenn der Puls schnell ist und sechs Schläge pro Atemzyklus enthält, dann zeigt er ein Herzleiden an; und wenn der Puls groß ist, wird die Krankheit ernst.[3]

Wenn ein Mensch gelassen ist und gesund, dann ist der Puls im Fluß, und seine Schläge sind aneinander gereiht wie die Perlen einer Kette aus roter Jade — dann kann man von einem gesunden Herzen sprechen.[4]

Durch diese Beschreibungen verstehen wir allmählich, was ein Puls uns sagen kann. Jeder einzelne betrifft nur einen Meridian, aber jeder hat seine eigene Geschichte zu erzählen und informiert uns auf diese Weise über den Zustand der Körpergeistseele. Jeder Puls bezieht sich auf ein Element und dessen Entsprechungen (siehe die Kapitel über die Fünf Elemente).

Die Tafel der Fünf Elemente zeigt, daß die Organe und die Funktionen miteinander verbunden sind. Das Herz, die Leber, die Nieren, die Lunge, die Milz und die Kreislauf-Sexualität werden oft als Yin-Funktionen angesehen. Das ist nicht richtig, weil Yin niemals ohne Yang existiert. Es ist richtiger, sie als YINyang-Funktionen zu bezeichnen: die Eingeweide, die "Feste-Masse-Organe", die Schatzkammern. Ihre Pulse werden in der Tiefe gelesen. An der Oberfläche lesen wir die yinYANG-Pulse: den Dünndarm, die Gallenblase, die Blase, den Dickdarm, den Magen und den Dreifachen Erwärmer. Die Chinesen betrachten sie als Hohlorgane, als Gedärme oder als Werkstatt-Organe.

Die Akupunkteurin hält die rechte Hand der Patientin sicher und leicht, so daß ihr Arm entspannt und bequem ist. Dieser Vorgang wird später auf der linken Seite wiederholt. Alles, was einschnüren könnte, wie eine Uhr, eine enge Manschette oder ein Armband, muß abgelegt werden. Es gibt an jedem Handgelenk drei Puls-Positionen auf je zwei Ebenen. Die Oberflächen-Ebene wird mit einem leichten Abtasten erspürt, die tiefe Ebene mit etwas mehr Druck. Die Methode, den Puls zu lesen, ist immer die gleiche, denn dieser Prozeß erfordert absolute Präzision und Sorgfalt. Mit ihrer linken Hand lokalisiert die Akupunkteurin den Puls der zweiten Position; diesen finden wir am leichtesten. (Am linken Handgelenk ist es der Gallenblasen-Puls, am rechten der des Magens.) Die anderen Pulse werden in Beziehung zur zweiten Position lokalisiert.

Das erste Lesen der Pulse ist im Verlauf einer Untersuchung oder einer Behandlung niemals ausreichend. Sie müssen geprüft und nachgeprüft werden, um über die Richtigkeit und die Vollständigkeit des Gefühlten Bescheid zu wissen und um Abweichungen durch Nervosität oder Angst zu berücksichtigen. Die Augen der Akupunkteurin sind geschlossen, während sie die Pulse erfaßt — das ermöglicht eine erhöhte Konzentration auf jeden Puls und hält andere Ablenkungen fern. Jeder Puls wird auf jene Norm bezogen protokolliert, die speziell für diesen Patienten aufgestellt wurde. Wir würden z.B. nicht erwarten, daß eine robuste, im Freien tätige Arbeiterin die gleiche Norm für ihre Pulse hätte wie eine gesetzte Büroangestellte. Die Norm stammt jeweils von der individuellen Person; es gibt kein Prokrustes-Bett der Pulse, dem jeder angepaßt wird. Der Puls wird als ein Häkchen (✓) aufgeschrieben, wenn er sich normal anfühlt; ein Plus (+) bis zu 3 (+), wenn das Volumen des Pulses erhöht ist; ein Minus (-) bis zu 3 (-), wenn er im Volumen verringert ist. Die Quantität der Energie ist die erste Qualität, die uns interessiert — obwohl jeder Puls noch 27 andere Qualitäten aufweist.

Im Anschluß an das erste Puls-Lesen zieht sich die Patientin bis auf die Unterwäsche aus, legt sich auf eine Bank und wird mit einer Decke zugedeckt. Vielleicht fühlt sie sich ängstlich und fragt sich, was passieren wird; vielleicht erinnert sie sich an Berichte in den Medien, in denen Patienten mit Dutzenden von Nadeln gezeigt werden. Weil die meisten Menschen noch nie eine Traditionelle Akupunktur-Behandlung erfahren haben, möchte ich ganz sichergehen und ausdrücklich darauf hinweisen, daß es das Ziel der Untersuchung ist, die notwendigen Informationen zu sammeln, mit denen wir bestimmen können, ob und wie die Akupunktur-Behandlung helfen kann. Und erst dann, wenn die Informationen aus der Untersuchung aufeinander bezogen worden sind, kann die Diagnose erstellt werden. Nadeln und Moxa werden in der Behandlung benutzt und nicht vorher, es sei denn, sie würden ausnahmsweise einem ängstlichen Patienten am Ende der Untersuchung gezeigt. Diese Besorgnis läßt gewöhnlich nach, wenn der Patient dann sieht, daß die Nadeln wie Fäden sind, etwa so stark wie zwei Haare und nicht wie subkutane Injektionsnadeln.

Während die Patientin liegt, werden wieder ihre Pulse gelesen. An dieser Stelle bitte ich sie in der Regel, tief zu atmen. Das gibt mir die Möglichkeit, die Tiefe der Atmung und die Ausnutzung der Lungenkapazität zu erkennen. Das tiefe Atmen unterstützt auch die Entspannung. Ich erinnere die Patientin daran, daß sie Fragen stellen kann, wenn sie etwas wissen möchte. Diese Freiheit ist wichtig — vor allem deshalb, weil bis dahin nur die Akupunkteurin die Fragen gestellt hat. Viele Menschen sprechen gerne während der Behandlung über Theorie und Praxis der Akupunktur. Sie sind oft neugierig — manchmal auch besorgt — und wollen wissen, was mit ihnen passiert. Die Beschreibungen und die Erörterung ihrer Pulse, ihrer Symptome, der Elemente und der Gesetzmäßigkeiten eröffnen ihnen eine neue Sprache für ihre Gesundheit.

Der nächste Abschnitt der Untersuchung ist die Bauch-Diagnose. Wir finden den Puls des Zentrums, indem wir den Daumen und die ersten drei Finger über den Nabel legen und drücken. Der Puls soll im Zentrum der vier Finger liegen, die eine Nord-Süd- und eine Ost-West-Achse bilden. Wenn er sich in irgendeiner Richtung außerhalb des Zentrums befindet, massieren wir ihn auf seinen Platz zurück, damit er mit dem Energie-Meridian zusammentrifft, der geradewegs den Körper hinauf fließt. Dieser Meridian wird *Gefäß der Empfängnis* genannt; er ist die Quelle der Energie, die wir von unseren Eltern geerbt haben. Die Namen einiger Punkte auf diesem Meridian verdeutlichen das Wesen des Gefäßes der Empfängnis: *Mittlerer Palast, Großer Mangel, Meer der Ch'i-Energie, Steinpforte*. Der Punkt am Nabel, wo sich der Puls des Zentrums befindet, wird *Schwäche der Seele* genannt; er gehört zu den Punkten auf dem Körper, an denen das Nadeln verboten ist.

Wenn wir den Puls des Zentrums gefunden haben, tasten wir bestimmte Gebiete des Bauches ab, die den Organ-Systemen der Meridiane entsprechen. Weichheit kann eine Störung im Meridian anzeigen. Daneben werden auch die Alarmpunkte überprüft. Das sind besonders empfindliche Punkte, die uns vermitteln, ob ein Meridian aus seinem Gleichgewicht ist.

Als nächstes überprüfen wir die Drei Chou, die Abschnitte des Rumpfes, die dem Dreifachen Erwärmer entsprechen. In den alten Lehrbüchern werden sie die *Drei Brenn-Räume genannt*. Diese, in der Westlichen Medizin kaum beachtete, Funktion entspricht dem Heizungssystem eines Hauses.

Solange seine Temperatur ausgeglichen und angenehm ist, verrichten die Bewohner ihre Arbeit relativ entspannt und harmonisch. Wird die Temperatur unerträglich warm — überall oder auch nur an manchen Stellen —, werden die Menschen sich besorgt fühlen, durcheinander, unruhig und unfähig zu arbeiten. Und genauso reagieren sie, wenn ihr Haus an manchen Stellen unerträglich kalt wird. Das gleiche geschieht in unserem Körper, wenn seine Heizung nicht gut geregelt ist. Diese drei Abschnitte vermitteln uns, wie der Körper beheizt ist und ob das im ganzen Körper harmonisch abläuft, oder ob es Stellen gibt, die zu heiß oder zu kalt sind. Der obere Chou befindet sich im Brustraum. Die zwei größeren Organe in ihm sind die Lunge und das Herz. Der mittlere Chou ist oberhalb des Nabels und enthält die Leber, die Gallenblase, die Milz, den Magen und den Dünndarm. Der untere Chou befindet sich unterhalb des Nabels; in ihm sind die Blase, die Nieren und der Dickdarm. Im großen und ganzen kontrolliert der obere Chou die Atmung, der mittlere die Verdauung und die Assimilation, der untere die Ausscheidung. Durch die Methode des Abtastens verschaffen wir uns ein Bild von der Energie im Dreifachen Erwärmer; das setzt ein entwickeltes Feingefühl voraus. Auch der Puls vermittelt uns den Zustand des Dreifachen Erwärmers. Sie werden sich daran erinnern, daß einer der Meridiane im Element Feuer der Dreifache Erwärmer ist. Er beginnt am Nagel des Ringfingers an der Seite zum kleinen Finger hin und endet neben der Augenbraue. Er hat 23 Punkte, an denen wir das Gleichgewicht dieses Meridians, der die Drei Chou kontrolliert, beeinflussen können. Falls ein bestimmtes Symptom auf verschiedene Behandlungen nicht reagiert, liegt das oft daran, daß diese Funktion nicht im umfassenden Bild des Patienten berücksichtigt worden ist. Die Wärme unserer Gefühle und die Beziehungen zu anderen sind mit diesem Meridian und seiner Schwester, der Kreislauf-Sexualität, verbunden. Nur deshalb beachten wir diesen Meridian ganz besonders, weil die Art unserer Beziehungen zu anderen Menschen es häufig verhindert, daß wir unser gesundes, ausgeglichenes Selbst ausleben.

Wir prüfen dann die körperliche Struktur der Patientin — die Wirbelsäule, die Gliedmaßen und die Gelenke. Wir empfehlen einen guten Chiropraktiker und Osteopathen, wenn sehr viele korrigierende Eingriffe nötig sind, vor allem dann, wenn die Struktur noch nie gründlich untersucht worden ist. Wir können allerdings auch durch die Verwendung von Nadeln und Moxa die Wirbelsäule wieder ausrichten. Das dauert vielleicht etwas länger als ein direkter Eingriff, ist aber genauso wirksam, weil sich Muskeln und Sehnen entspannen können, ehe wir den Knochen die Rückkehr an ihren Platz erleichtern. Das Drehen oder Zusammendrücken von Hals-. Brust- oder Lendenwirbeln zieht den Energiefluß in der Körpergeistseele in Mitleidenschaft. Dort befindet sich ein größerer Meridian, der *Lenkergefäß* genannt wird; er zieht sich aufwärts entlang der Wirbelsäule über den Kopf bis unter die Nase, wo er auf das *Gefäß der Empfängnis* trifft. Auch der Blasenmeridian verläuft in parallelen Linien die Wirbelsäule entlang. Er hat einige besondere Punkte, die unmittelbar mit allen Organen des Körpers verbunden sind. Diese Beziehung zwischen der Struktur des Körpers und seiner Energie ist wichtig. Erst wenn die Struktur ausgerichtet wurde und gesund ist, kann die Energie so fließen wie sie es muß — so wie sich die Menschen im Innern eines Hauses, das sicher und mit einwandfreien Trägern errichtet worden ist, frei und ohne Behinderung bewegen und miteinander umgehen können.

So wie eine Beengtheit in der Struktur einen Bruch im Fluß der Energie bewirken kann, so könnte auch eine Blockierung oder Zusammenziehung der Muskulatur einen Energieumschwung nach sich ziehen. Deshalb werden sämtliche Muskeln auf Spannkraft und Blockierungen hin überprüft. Wenn die Einengung schon länger andauert, ist der Muskel oft sogar richtig verknotet. Wenn Sie jemals den Nacken oder die Schultern eines Menschen massiert haben, der dort verspannt ist, dann wissen Sie, wie diese Knoten sich anfühlen.

Der Körper erzählt uns ständig unsere Geschichte. Die Traditionelle Akupunkteurin hat das Zuhören gelernt und auch, alle Botschaften ernstzunehmen. Damit will ich nicht sagen, daß andere Richtungen des Heilens das nicht auch tun. Ich versuche nicht, Ihnen ein Verständnis aller Therapien zu vermitteln, sondern das der Traditionellen Akupunktur.

Die Pulse der Patientin werden noch einmal gelesen. Dabei notieren wir jedesmal die Tages- und die Jahreszeit, denn beide bewirken einen feinen, aber bedeutsamen Unterschied in dem, was wir lesen. Im Winter z.B., der dem Element Wasser entsprechenden Jahreszeit, erwarten wir, daß die Pulse der beiden Wasser-Funktionen — Blase und Nieren — etwas voller sind als zu jeder anderen Jahreszeit. Aus einem ähnlichen Grund notieren wir die Tageszeit — das basiert auf der Chinesischen Körper-Uhr. Jeder Meridian hat eine Tageszeit, in der seine Energie etwas voller ist. Das sind wichtige Abweichungen, ohne deren Berücksichtigung das Lesen der Pulse nicht vollkommen genau wird. Das Erfassen der Pulse ist die Grundlage der Diagnose und der Behandlung — deshalb *darf* es nicht fehlerhaft sein.

Der Gelbe Kaiser sagte: Ich würde gerne von den wesentlichen Grundsätzen (der Heilung) unterrichtet werden.

Ch'i Po antwortete: Die allerwichtigste Voraussetzung der Heilkunst ist, daß keine Fehler oder Versäumnisse vorkommen. Was die Anwen-

dung der Bedeutung der Gesichtsfarbe und der Pulse betrifft, sollte es weder Zweifel noch Verwechslungen geben. Dies sind die Grundsätze der Heilkunst...[5]

Der folgende Abschnitt der Untersuchung heißt Akabane. Das ist ursprünglich eine japanische Methode, um ein Links-Rechts-Ungleichgewicht innerhalb eines Meridians festzustellen. Dieses Ungleichgewicht kann man auch aus den Pulsen erkennen. Das Akabane ist eine Vorsichtsmaßnahme, und es ist eine sehr gute Methode, ein Ungleichgewicht zu ermitteln. Vor jeder Behandlung müssen wir wissen, ob es ein Links-Rechts-Gleichgewicht gibt, denn ehe er mit den anderen Meridianen im Einklang sein kann, muß ein Meridian in sich selber ausgeglichen sein.

Wie wird Akabane durchgeführt? Eine dünne Wachskerze wird angezündet und in gleichem Abstand über einen Punkt in konstanter Höhe zu diesem hingeführt. Jeder Durchgang der Kerze wird gezählt und notiert. Die linke Seite wird vor der rechten notiert; z.B. die Akabane von II (dem Dünndarm) ist II L/R. Die Energie ist auf derjenigen Seite unzureichend, wo wir mehr Durchgänge zählen. Obwohl die brennende Kerze das Fleisch des Patienten nicht berührt, wird der Punkt in einem bestimmten Stadium sehr heiß und der Patient sagt *weg!*. Zu diesem Test werden die Nagel-Punkte der Meridiane benutzt. Wenn die Zahl der Durchgänge nicht auf beiden Seiten gleich ist, besteht die erste notwendige Behandlung darin, die Energie links-rechts auszugleichen.

Der Geruch eines Menschen ist in der Traditionellen Akupunktur ein diagnostisches Hilfsmittel. Ich meine nicht den Körpergeruch, sondern einen spezifischen Geruch, der dem Ungleichgewicht eines Elementes entspricht. Eine Patientin mit einem Ungleichgewicht im Holz-Element z.B. — das ist die Leber und die Gallenblase — hat wahrscheinlich einen ranzigen Geruch; dieser ist normalerweise für eine ungeschulte Nase nicht wahrnehmbar, und wir können ihn nur dann riechen, wenn die Patientin ihre Kleider ausgezogen hat. Er kann allerdings überwältigend sein, besonders bei chronischen, seit langem bestehenden Krankheiten. Es ist keineswegs neu, Gerüche auf Krankheiten zu beziehen; die alten Westlichen Ärzte und die Volksheilkunde kannten den Geruch vieler Krankheiten.

Auch der Klang unserer Stimme ist für den Akupunkteur diagnostisch bedeutungsvoll; wir drücken in ihr den Klang unseres Ungleichgewichts aus. Wer eine Unausgeglichenheit im Magen und/oder in der Milz hat, wird wahrscheinlich den Beiklang eines Singens in seiner Stimme haben — so wie jemand mit einer Unausgeglichenheit in der Lunge und/oder im Dickdarm einen weinerlichen Unterton. Im *Nei Ching* steht über diese Verbindungen:

Auf der Erde gibt es die Umwandlung und die Veränderung, sie erzeugen die fünf Geschmacksrichtungen. Wer das Tao befolgt (den richtigen Weg), der erlangt Weisheit; während die übernatürlichen (Kräfte) den Frühling aus der Finsternis und dem Geheimnisvollen erschaffen.

Die übernatürlichen (Kräfte) erzeugen den Wind im Himmel und sie erzeugen das Holz auf der Erde. Im Körper erzeugen sie die Muskeln, und von den fünf Eingeweiden erzeugen sie die Leber. Von den Farben erzeugen sie die Farbe Grün, und von den Noten der Musik erzeugen sie die Note chio; und sie geben der menschlichen Stimme die Fähigkeit, zu schreien...[6]

Auch die Gefühle sind, wie die Klänge, diagnostisch von Bedeutung. Die Selbstbeschreibung im Hinblick auf ihre Gefühle ist ein wichtiger Teil in der Untersuchung einer Patientin. *Wut schadet der Leber; aber Sympathie wirkt der Wut entgegen.* Wenn ein Mensch Schwierigkeiten mit einem Gefühl hat oder sich darin blockiert fühlt, dann bittet er um Unterstützung der Energie derjenigen Organe, die am stärksten mit diesem Gefühl verbunden sind.

Während der Untersuchung tastet die Akupunkteurin die Meridiane ab, die bilateral den Körper entlang fließen; sie fühlen sich im Gebiet einer Stauung häufig kalt an, können sich aber auch an bestimmten Stellen leer und an anderen heiß anfühlen. Diese Unterschiede sind oft kaum wahrnehmbar, doch es sind wertvolle Informationen für die Diagnose. Veränderungen in der Beschaffenheit der Haut, die Temperatur, Färbung, blaue Flecke und Narben können weitere Belege für die Unausgeglichenheit in einem Meridian sein.

Die Zunge wird im Hinblick auf ihre Beschaffenheit und Färbung untersucht. Sie ist in Zonen eingeteilt, die den Elementen entsprechen.

Wir kennen außerdem eine Methode der Iris-Diagnose; sie wird nicht selten als Quelle zusätzlicher Informationen in der Akupunktur-Untersuchung angewandt. Die Iris ist in bestimmte Zonen eingeteilt, die den Organen und den Funktionen im Menschen entsprechen. Das Studium der Augen kann die Informationen überprüfen, die wir an anderen Stellen des Körpers ermittelt haben. Die Klarheit des Auges und auch, wie jemand Augen-Kontakt aufnimmt, sind für die Diagnose in der Traditionellen Akupunktur wichtig.

Die Pulse werden noch einmal gelesen; dann sind wir mit der Untersuchung fertig. Es ist eine Endkontrolle der früheren Pulsbefunde.

Die gesamte Untersuchung ist ein sehr langwieriger Prozeß, in den der ganze Mensch einbezogen ist. Ich habe hier den maximalen Umfang dargestellt. Das wirkliche Ausmaß der Untersuchung ist von Mensch zu Mensch verschieden. Die eine Patientin ist in der Lage, bei der Beantwortung der Fragen sich selbst darzustellen; eine andere ist vielleicht schweigsam oder schüchtern, oder mißtrauisch und ungläubig oder redselig. Es gibt so viele verschiedene Untersuchungen wie es Menschen gibt, so daß die Art und die Praxis der einen nur sehr vage der nächsten gleichen wird. Ein afrikanischer Mann z.B. hatte sich im Verlauf des sprachlichen Teils der Untersuchung nie länger als eine Minute hingesetzt; er gestikulierte, stolzierte im Raum umher, stellte mir Fragen, und auf die Frage nach seinem Alter antwortete er: *Ich bin seit zwanzig Überschwemmungen da.*

Der Prozeß der Traditionellen Untersuchung respektiert die Integrität und die Individualität jedes Menschen. Es gibt keine richtige oder falsche Art zu antworten; und die verschiedenen Informationen, die wir im Verlauf der Untersuchung erhalten, werden nicht beurteilt. Es ist weder eine Prüfung noch ein Vergleich; es gibt keine Zensuren. Es ist einzig und allein erforderlich, zu sehen, zu hören, zu fragen und zu fühlen, was die Körpergeistseele des Patienten sagt. In der Regel gestatten wir uns zwei Stunden für die gesamte Untersuchung, aber es kann auch mehr sein oder weniger. Eine weitere veränderliche Größe ist die Sachkenntnis der Akupunkteurin. Dr. Worsley z.B., mein Lehrer, der seit 27 Jahren als Akupunkteur tätig ist, führt eine gründliche Untersuchung in einer viel kürzeren Zeit durch. Allerdings erhalten wir die gleichen Informationen, obwohl er ganz anders an die Sache herangeht. Er hat sich mit den Jahren eine große Fähigkeit im Puls-Lesen erworben, so daß er sich viel stärker auf die Pulse verlassen und auf einige der anderen Kontroll- bzw. Hilfmittel verzichten kann.

Wie Sie aus dem Umfang der Untersuchung ersehen können, stellen wir auch Fragen, die die Intimsphäre der Patientin berühren. Die Tiefe und das Ausmaß der Untersuchung fordert sie auf, die Grenzen ihrer gewohnten Gedankengänge zu überschreiten. Einige Menschen haben damit Schwierigkeiten. Hier kann die Akupunkteurin helfen; sie kann neu formulieren, Beispiele geben und langsam genug vorangehen, um ihnen die Zeit zu lassen, die sie zum Antworten brauchen. Schon die Untersuchung erweist sich häufig als der Beginn des Heilungsprozesses, indem sie nämlich der Patientin die Möglichkeit gibt, völlig verschiedene Aspekte ihres Lebens miteinander in Verbindung zu bringen.

8. Kapitel

TRADITIONELLE DIAGNOSE

Dieses Kapitel erläutert, wie die Diagnose erstellt wird.[1] Sämtliche Informationen über die Gesundheit des Patienten, die wir in der Untersuchung erhalten haben, werden jetzt im Licht der Fünf Elemente und ihrer Entsprechungen betrachtet. Jede noch so kleine Teil-Information sagt über mindestens ein Element etwas aus. Diese Botschaften können wie Notizen an einem Schwarzen Brett sein, die unsere Aufmerksamkeit auf bestimmte Ereignisse lenken, die gerade stattfinden oder bald stattfinden werden; sie können Anzeichen einer ernsten Warnung sein oder eine chronische Krankheit signalisieren. Was auch immer die Information besagt, es bezieht sich auf die Ch'i-Energie und muß deshalb beachtet werden. Wenn wir dann alles wie wilde Blumen zu einem Strauß zusammenbinden, können wir das ganze Leben eines Menschen erkennen und feststellen, ob und wie die Gesundheit mit Hilfe der Akupunktur-Behandlung wieder hergestellt werden kann. Diese Einsicht in den Zustand der Ch'i-Energie ist die Diagnose der Gesundheit eines Menschen. Wir beschreiben die Diagnose im Hinblick auf die Elemente. Wenn sie erstellt worden ist, kann die Behandlung beginnen.

Der folgende Ausschnitt einer Untersuchung veranschaulicht den Prozeß der Diagnose: Mary ist 56 Jahre alt, am 11. April 1917 gegen 9 Uhr geboren. Sie betreibt ein Geschäft und ist viel auf den Beinen. Sie ist eine große Frau; sie hat eine ungleichmäßige, gesprenkelte Haut. Sie trägt ein blau-gelbes Kleid. Sie kommt zur Akupunktur-Behandlung, weil »*ich einen Schmerz in meiner rechten Hüfte und in meinem rechten Oberschenkel habe, einen langanhaltenden, nagenden Schmerz. Er ist die ganze Zeit über da. Er fühlt sich heiß an, und ich kann tun, was ich will, es hilft nichts. Vor ungefähr sieben Jahren, als ich in einem Museum arbeitete, saß ich auf einem Stuhl und trug einen Nylon-Overall. Der Stuhl war glatt, und ich fiel auf mein Hinterteil. Es begann zu schmerzen und wurde mit der Zeit immer schlimmer, ein entsetzlicher, heftiger Schmerz. Ich hielt es aus. Ich sprach mit niemandem darüber. Ich bin halt leider so. Ich bekam einen Gipsverband, reagierte aber allergisch darauf, und es wurde schlimmer. Ich wurde fast verrückt. Ich habe seit langer Zeit geschwollene Füße und ich bin oft hingefallen. Meine Hände und meine Füße sind immer kalt. Ich habe ein schwaches Herz. Als ich drei*

Jahre alt war, hatte ich Scharlach. Ich mache mir Sorgen um die Menschen — um andere, nicht um mich selbst. Ich kann mich fürchterlich quälen. Ich kann nicht gut stillsitzen, ich muß immer etwas machen. Ich habe chronische Verstopfung, manchmal nur einmal die Woche Stuhlgang. Manchmal fühle ich mich sehr deprimiert, und ich habe das Gefühl, ich könnte mir etwas antun. Mein erster Ehemann unternahm einen Selbstmordversuch und wird schon seit Jahren vermißt. Ich liebe den Ehemann, den ich jetzt habe. Ich kümmerte mich um meine Mutter, bis sie an einem Herzleiden im Alter von 80 Jahren starb.« (Sie fing an zu weinen, und ich ergriff ihre Hand.) *»Nach einer Hysterektomie (Herausnahme der Gebärmutter) vor 15 Jahren begann ich zuzunehmen. Ich habe einen Traum, der immer wiederkommt, daß ich zu schwer bin und nicht aufstehen kann. Ich hatte ein Kind, einen Sohn, vor 26 Jahren. Es war eine schwere Geburt ... er wog 11 1/2 Pfund. Er hat Schwierigkeiten mit der Haut, weil er so nervös ist. Ich liebe Süßigkeiten. Ich esse sehr gerne Schweinefleisch. Ich habe mein Selbstvertrauen verloren. Ich kann den Winter nicht leiden, besonders die Zeit nach Weihnachten, und ich liebe den Frühling. Ich bekomme leicht blaue Flecke. Gelb ist meine Lieblingsfarbe. Die Leute halten mich für eine 'gutherzige Seele'.«*

In Mary's Pulsen liegen die größten Unausgeglichenheiten im Wasser und in der Erde. Sowohl der Milz- als auch der Magen-Puls sind +2, also übermäßig mit Energie gefüllt, ihre Aktivität ist stark erhöht. Der Blasen- und der Nieren-Puls sind beide -2, weisen also einen Energiemangel auf, ihre Aktivität ist stark vermindert. Die Pulse des Feuer-Elementes, besonders der Kreislauf-Sexualität und des Dreifachen Erwärmers, sind ebenfalls in ihrer Energie vermindert, aber nicht so stark wie die Wasser-Pulse.

Der obige Auszug stellt nicht die gesamte Untersuchung dar, ist aber vollständig genug, um zu veranschaulichen, wie die Mitteilungen interpretiert werden, wenn wir den Zustand der Ch'i-Energie diagnostizieren. Dies geschieht im Hinblick auf die Elemente. Die Diagnose: Mary's Erde-Element ist am stärksten erschöpft. Das vorherrschende Gefühl in ihrem Leben ist Sympathie, sie hat immer Mitgefühl für andere, selbst auf Kosten ihres eigenen Wohlbefindens. Ihre Verbindung zu der Erde unter ihren Füßen ist nicht sehr solide, was sie ja auch am Beispiel des Herabfallens vom Stuhl schildert. Wenn sie geht, sind das Fehlen dieser Verbindung und ihre seitwärts geneigte Haltung verhältnismäßig leicht zu erkennen. Die seit langem geschwollenen Knöchel sind im Bezug zum Erde-Element bedeutsam... die Füße sind die Stellen unseres Körperkontaktes mit dem Boden und der Schwerkraft. Dieser Kontakt ist für Mary nicht fest und sicher. Die zwei Pulse des Erde-Elementes sind der Magen und die Milz, beide haben ein übermäßig gesteigertes Volumen — die Erde strengt sich verzweifelt an, ihre Arbeit zu verrichten, jedoch mit geringem Erfolg. Dies drückt sich in Mary's Leben über die Schmerzen in ihrer Hüfte und in ihrem Oberschenkel aus. Ihr starkes Übergewicht und ihre Träume, *sie sei zu schwer und könne nicht aufstehen*, schreien ihr Erde-Ungleichgewicht geradezu heraus. Ihre Beine sind es, die ihr Gewicht tragen. Nach der chinesischen Vorstellung sind die Hüften und die Oberschenkel sehr oft mit der Milz verbunden, einer Funktion innerhalb des Elementes Erde. Mary's Lieblingsfarbe ist gelb, das ist die Farb-Entsprechung des Erde-Elementes. Das Fleisch wird vom Element Erde regiert; sie hat eine unregelmäßige Haut, ihr Fleisch hat keine glatte, ebenmäßige Formung. Sie ist zappelig... *»ich kann nicht stillsitzen«*. Die Funktion der Milz ist das Transportieren, das Verteilen. Im Hinblick auf ihre kalten Hände und Füße sowie auf ihr körperliches Unbehagen wird es verständlich, daß die Energie nicht entsprechend ihrem Bedarf verteilt wird. Stellen wir uns den Körper als ein Königreich vor: es gibt Gebiete des Reiches, in denen das Transportsystem nicht funktioniert, vor allem nicht in den Außenbezirken und den Extremitäten. Diese sind vom Hauptstrom der Energie abgeschnitten, obwohl sie so wichtig für das Funktionieren des ganzen Reichs sind.

Der Magen hat die Funktion unserer Ernährung; er bereitet die Nahrung auf und sorgt für die Assimilation und die Vollendung all dessen, was wir aufnehmen. Obwohl Mary Übergewicht hat, wird sie nicht annähernd genug durch ihre Nahrung ernährt, die eine Menge Süßigkeiten enthält. Das ist von Bedeutung. Ihr bevorzugter Geschmack ist süß; das verstärkt die Unausgeglichenheit des Erde-Elementes innerhalb der Ch'i-Energie. Ihre chronische Verstopfung ist zum Teil eine Folge der angestrengten Versuche des Erde-Elementes, seine Pflicht zu erfüllen. Sie kann sich im Innern nicht von der Stelle rühren, obwohl sie andererseits nicht stillsitzen kann. In der Untersuchung werden allerdings auch viele Anzeichen erkennbar, die auf eine Erschöpfung im Element Wasser hinweisen. Das Symptom der Verstopfung zeugt von einem Mangel in der Schmierung, der Flüssigkeit innerhalb des Ausscheidungsvorgangs. Ihre geschwollenen Knöchel sind eine Folge der Blockierung im Wasser; die Folge davon ist eine durchnäßte Erde, die keinen Halt bietet; das führt zu einem Verlust des Selbstvertrauens in die eigene Fähigkeit, aufrecht zu stehen. Die anhaltenden Schmerzen in Mary's Hüften rühren von der Anspannung ihres Organismus her, mit der sie versucht, einen flüssigen Stuhlgang zu haben. Ihre Erde ist an manchen Stellen zu fest und zu hart, an anderen dagegen sumpfig weich. Und ihre Stimme singt.

Obwohl alles, was ich über Mary's Symptome gesagt habe, richtig ist — die Ursache der Unausgeglichenheit in der Erde und im Wasser liegt im Element Feuer. Mary hatte im Alter von drei Jahren Scharlach; das ist in den Augen der Chinesen das *feurigste aller feurigen Fieber*. Vor 53 Jahren ist dieses Ungleichgewicht innerhalb ihrer Energie entstanden, und es ist nie korrigiert worden. Obwohl es das Element Erde ist — das Kind des Feuers —, das nach Beachtung schreit, gibt es auch vom Feuer-Element Anzeichen dafür, daß es in Schwierigkeiten steckt. Mary bekommt leicht blaue Flecken; sie sagt, *ich habe ein schwaches Herz*, und sie wird als eine *gutherzige Seele* angesehen. Ihre Feuer-Pulse sind in der Energie vermindert... und zwar in beunruhigendem Maße, besonders in den Funktionen der Kreislauf-Sexualität und des Dreifachen Erwärmers, aber auch in der Funktion des Herzens. Sie hat in ihrem Leben nur äußerst schwierige Beziehungen gehabt — mit ihrem Ehemann, ihrer leidenden Mutter und sogar mit ihrem 26-jährigen Sohn: sie hat immerzu Wärme und Liebe gegeben und sich danach gesehnt, sie zu bekommen. Auf diesem Gebiet ist ihre eigene Energie aufgezehrt. Die Kreislauf-Sexualität, die Beschützerin des Obersten Leiters — des Herzen —, hat all die Schläge eingesteckt, um seine Funktion angemessen aufrecht zu erhalten. Dabei hat die Beschützerin eine Niederlage erlitten; sie ist geschwächt. Ihr Puls ist -2. Mary's natürliche körperliche Abwehrkräfte sind sehr stark beansprucht, und deshalb ißt sie, um sich zu nähren und zu stärken. Ihr Fett ist eine Art Schutz als Ersatz für ihre eigene Stärke, doch es zieht ihr lediglich Energie ab, weil sie damit noch mehr Belastung mit sich herumschleppen muß.

Das Feuer ist der ursächliche Faktor von Mary's Symptomen, deshalb werden die Behandlungen auf eine Wiederherstellung der Energie im Feuer-Element gerichtet sein.

Diese Zusammenstellung der Informationen wird für jeden einzelnen Patienten durchgeführt. Die Beschreibung der Elemente, wie sie in diesem individuellen Patienten vorhanden sind, basiert auf den Informationen aus der Untersuchung. Jede Diagnose ist einzigartig, weil jeder Mensch einzigartig ist und eine Kombination von Botschaften offenbart, die nur seinem Leben eigen ist.

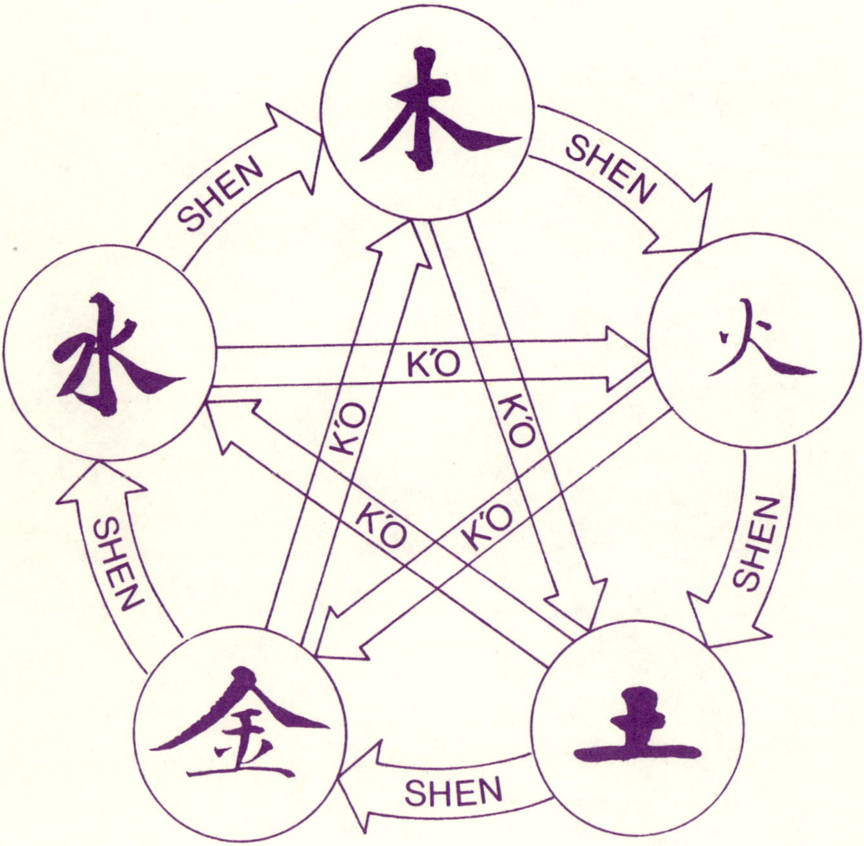
木
火
土
金
水
SHEN
SHEN
SHEN
SHEN
SHEN
K'O
K'O
K'O
K'O
K'O

9. Kapitel

TRADITIONELLE BEHANDLUNG

Ist die Diagnose erstellt, kann die Behandlung beginnen. Was ist eine Akupunktur-Behandlung? Wie funktioniert sie? Was geschieht mit dem Patienten? Wie wählen wir die Punkte aus, die wir benutzen? Was ist ein Punkt? Dieser Abschnitt beschreibt den Behandlungsprozeß. Situationen aus dem wirklichen Leben veranschaulichen das, was mit dem Patienten geschieht, seine Reaktion darauf, meinen eigenen Beitrag und die Perspektive.

Krankheit ist ein Ungleichgewicht der Energie in uns. Die Untersuchung schließt die Anhörung der Körpergeistseele ein, die uns mitteilt, wo wir das Ungleichgewicht finden können. Die Behandlung ist die Wiederherstellung des Gleichgewichts; sie bewegt die Energie dorthin, wo sie benötigt wird, so daß der Heilungsprozeß einsetzen und die Gesundheit wiederkehren kann.

> *Der Gelbe Kaiser rief aus: Sehr gut! Und dann sagte er: Krankheiten zu behandeln und zu heilen bedeutet, den Körper zu untersuchen, den Atem, die Gesichtsfarbe und ihren Glanz oder den Grad ihrer Feuchtigkeit sowie den Puls, ob er blühend oder vermindert ist, und ob die Krankheit jung ist. Doch dann muß die eigentliche Behandlung folgen, denn später ist keine Zeit mehr dafür.*[2]

Prof. Porkert schreibt: »*Durch das Setzen von Nadeln (Akupunktur) oder das Verbrennen kleiner Kegel von Zunderholz (Moxibustion) an diesen Stellen versucht der Arzt mit seinem Eingreifen, den Energie-Strom wieder in seine ordnungsgemäße Phase zu bringen, ihn zu jener dynamischen Ausgeglichenheit innerhalb der zeitlichen Ordnung zurückzuführen, die für die Chinesen Gesundheit definiert.*«[3]

Die Behandlung selber ähnelt einem System von Toren und Türen — wie Schleusenkammern und -tore eines Wasserwegs; die Nadel fungiert als der Öffner oder Schließer dieser Tore und Türen — sie stößt die Energie an, bringt sie in Bewegung, schiebt sie zu einem Meridian hin oder zieht sie von ihm weg zu einem anderen. Das geschieht über charakteristische Punkte entlang eines Meridians. Es macht *wirklich* einen Unterschied, ob dieser Punkt auch tatsächlich gefunden wird, denn sonst wird es nicht zu einer

Pulsveränderung kommen. Zu diesem Zeitpunkt sind für die Akupunkteurin die Pulse der wichtigste Anhaltspunkt dafür, ob sich die Energie bewegen kann und auch tatsächlich bewegt.

Angenommen, ich möchte die Energie vom Gallenblasen-Meridian hin zum Dünndarm bewegen. Ich wähle den Holz-Punkt des Dünndarms und aktiviere über die Nadel-Manipulation die Energie von der Gallenblase hin zum Dünndarm. Das Energievolumen sollte im Dünndarm anwachsen und in der Gallenblase abnehmen. Kommt es zu keiner Veränderung, muß ich mich fragen, ob ich den Punkt getroffen habe und ob sich die Energie überhaupt bewegen kann. Eine chronische Blockierung der Energie wird mehrere Behandlungen erfordern, ehe die Pulsveränderung allmählich stabil wird.

Die Anzahl der Nadeln in einer Behandlung ist unterschiedlich, folgt aber grundsätzlich dem Gesetz des geringsten Aufwands: je niedriger die Zahl der verwendeten Nadeln ist, um die gewünschte Wirkung zu erzielen, desto besser.

Die Energie fließt im Uhrzeigersinn, und ihr Ausgleichen durch Aktivieren und Hinüberschaffen von einer zur anderen Stelle folgt demselben Fluß. Das in Abschnitt I beschriebene Gesetz der Fünf Elemente stellt die Bewegung der Energie dar. Jedes Element wird durch das Vorangehende genährt und nährt selbst das nachfolgende. Dies wird als der Shen-Zyklus bezeichnet — die schöpferische Bewegung der Energie. Innerhalb dieses Zyklus gelten noch weitere Gesetzmäßigkeiten: das Gesetz von Eltern und Kind (auch bekannt als das Gesetz von Mutter und Sohn) beschreibt die besondere, nährende Rolle im Zyklus der Fünf Elemente. Dr. Worsley verwendet das folgende Beispiel zur Veranschaulichung: eine stillende Mutter, die stark, gesund und glücklich ist, versorgt ihr Kind mit einem reichlichen Nahrungsstrom. Was passiert, wenn die Mutter durcheinander ist, sich nicht gut fühlt oder selbst nicht richtig ernährt wird? Die Qualität der Milch würde Schaden erleiden und wahrscheinlich auch ihre Menge. Dies hätte wiederum zur Folge, daß das Kind vor Hunger schreit, obwohl es die Mutter ist, die sich in Schwierigkeiten befindet und Hilfe braucht. Das gleiche gilt für die Elemente. Vielleicht müssen wir uns um die Mutter kümmern, selbst wenn das Kind am meisten schreit. Das macht den Unsinn der Behandlung von Symptomen deutlich: sie mögen zwar schreien, sind aber nicht die Ursache. Wenn wir zu einem Kind sagen: *Es ist schon gut* und ihm etwas Süßes zustecken, um es zu beruhigen, weil es schreit, haben wir wohl einen Augenblick lang Ruhe; das Kind wird aber nur noch lauter weinen, wenn es erkennt, daß es nicht das bekommt, was es braucht. Unterdessen bittet die Mutter noch immer um Hilfe.

Wenn jemand in die Akupunktur-Behandlung kommt und sich über

Symptome wie Schmerzen und Enge in der Brust beklagt, über Schmerzen, die sich den Arm hinabziehen, besonders auf der linken Seite, oder über Kurzatmigkeit, dann ist eine der ersten Vermutungen, die der Akupunkteurin durch den Kopf gehen könnten, daß es Schwierigkeiten im Herzen gibt. Die Schreie kommen vom Herzen, aber was ist die Ursache? Im Verlauf der Untersuchung stellen wir vielleicht fest, daß das Holz-Element nicht ausgeglichen ist und deshalb das Feuer nicht ernähren kann und so zeigen sich Symptome im Feuer. Das bedeutet nicht, daß Schwierigkeiten im Feuer immer vom Holz verursacht werden; es bedeutet aber, wir müssen sehr genau feststellen, was in und zwischen allen Elementen passiert, denn nur so können wir die Ursache des Ungleichgewichts erkennen. Haben wir die Ursache einmal festgestellt, dann können wir die Energie entsprechend den Gesetzmäßigkeiten korrigieren, und die Symptome werden verschwinden.

Eine andere Seite des Gesetzes von Eltern und Kind (Mutter-Sohn) ist die Möglichkeit, daß der Sohn die Ursache der Symptome ist, die in der Mutter entstehen. Zum Beispiel kann ein aufsässiges, widerspenstiges Kind, das ununterbrochen die Aufmerksamkeit seiner Mutter beansprucht und sie keinen Augenblick in Ruhe läßt, seine Mutter verrückt machen und sie dazu bringen, sich die Haare auszureißen und sich unfähig zu fühlen, die Situation zu bewältigen. In diesem Fall kommen die Schreie von der Mutter, während die Ursache beim Sohn liegt, der die Mutter erschöpft. Offensichtlich jedoch sind die Gegebenheiten niemals so eindeutig, weil es so viele Wechselwirkungen und gegenseitige Abhängigkeiten gibt; wir können aber die Situation verändern, wenn wir den Hauptschuldigen soweit unterstützen, daß es ihm besser geht. Wir können das Gesetz von Mutter und Sohn auch in der Natur wiederfinden; das Holz ernährt das Feuer — ist das Holz zu trocken, wird das Feuer wüten, usw.

Die stete Wechselwirkung zwischen den Elementen erhält uns gesund, indem sie dafür sorgt, daß jedes Element und seine Funktionen ausgeglichen sind. Wenn ein Element aus dem Gleichgewicht geraten ist, wird es nicht lange dauern, bis die anderen die Auswirkungen spüren und ihre Ausgeglichenheit verlieren. Die Akupunkteurin entscheidet mit ihrer Sachkenntnis, wo die Behandlung beginnen soll, um den gesamten Organismus auf den Weg zur Gesundheit zu führen.

Die Energie fließt in einem kontinuierlichen Umlauf entlang bestimmter Meridiane. Wo wir mit dem Ausgleichen anfangen sollen, erfahren wir nur aus der Diagnose. Bei der Entscheidung stützen wir uns auf alle unsere Betrachtungen über die Bewegung der Energie; diese Überlegungen folgen den natürlichen Gesetzen, wie sie im Kapitel über die Fünf Elemente beschrieben sind. Es ist im Rahmen jeder Behandlung möglich, die Energie zu bewegen — wir müssen aber stets die gesamte Körpergeistseele der Patientin berücksichtigen, so daß wir nicht zuviel auf einmal verlangen. Der Heilungsprozeß muß organisch verlaufen. Die Namen und das Wesen der Punkte werden bei der Entscheidung für ein bestimmtes Behandlungsschema ebenfalls berücksichtigt.

Ein weiterer Aspekt der Fünf Elemente ist der K'o-Zyklus, ein Kontrollzyklus der Energie: Jedes Element kann aus seinem Gleichgewicht geraten, wenn es nicht in vernünftigen Grenzen gehalten wird. Dieser Zyklus ist mit jenen Kräften vergleichbar, die die Planeten auf ihren Umlaufbahnen halten. Über diesen Zyklus pflanzt sich auch die aggressive Krankheit — die aggressive Energie — fort. Wenn sie drei Elemente erreicht und auf sie einwirkt, dann ist diesem Menschen nicht mehr zu helfen und wird bald sterben. Wenn zwei Elemente betroffen sind, dann ist der Mensch schwer, vielleicht sogar unheilbar krank. Die aggressive Energie muß dem Körper entzogen werden — wenn das nicht geschieht, ist das Leben des Menschen in Gefahr, denn wenn erst einmal ein Element angegriffen ist, wird das nächste folgen, solange diese aggressive Energie nicht abgeleitet worden ist. Die Ableitung erfolgt mit Hilfe einer Technik, die wir nur für die Entfernung der aggressiven Energie und nur an bestimmten Akupunktur-Punkten einsetzen. Diese Punkte befinden sich auf dem Rücken. Wird eine Akupunktur-Behandlung durchgeführt, ohne daß zunächst die aggressive Energie abgeleitet wurde, läuft die Akupunkteurin Gefahr, diese destruktive Kraft über den ganzen Körper zu verteilen. Daran kann man erkennen, wie wichtig es ist — und wäre es nur aus diesem Grund —, daß die Akupunkteurin oder der Akupunkteur ein sehr erfahrener Mensch ist.

Ein weiteres Gesetz im Rahmen der Fünf Elemente ist das Gesetz der Ausgeglichenheit *innerhalb* jedes Meridians. Die zwölf Haupt-Meridiane sind sämtlich bilateral, und wir müssen wissen, ob jeder einzelne in sich ausgeglichen ist oder ob es eine Abweichung im Volumen der Energie auf einer Seite des Meridians gibt. Wenn wir ein Ungleichgewicht innerhalb eines Meridians feststellen, dann soll die erste Behandlung dieses Ungleichgewicht ausgleichen. Ein Meridian, dessen Energie in sich selbst gegensätzlich ist, kann nur Verwirrung und Chaos in der Körpergeistseele hervorrufen.

Die Akupunktur-Behandlung beachtet diese und all die anderen Gesetze, die die Bewegung der Ch'i-Energie regieren. Die Akupunktur-Behandlung wird mit Nadeln und mit einem Kraut, das Moxa genannt wird, durchgeführt. Eine Nadel wird auf einem Akupunktur-Punkt entlang eines Meridians gesetzt, um den Energiestrom in Richtung Ausgeglichenheit und Harmonie zu bewegen. Weil diese Energie unsere Lebenskraft ist, wird das Aktivieren und Lenken mit Hilfe der Nadeln Veränderungen bewirken, die wir fühlen können. Manchmal wird die Patientin beim Setzen der Nadel ein Fließen irgendwo in ihrem Körper spüren. Manchmal gibt es kein wahrnehmbares Gefühl, es dringt sogar nicht einmal ins Bewußtsein, daß eine Nadel gesetzt worden ist. Die Patienten nehmen es in der Regel zwischen den Behandlungen wahr, daß in ihnen etwas Außergewöhnliches und Unerklärliches geschieht. Diese Veränderungen können auf jeder Ebene der Erfahrung erlebt werden; und im Verlauf der Behandlung zeigen sie sich normalerweise auf allen Ebenen, weil die Traditionelle Akupunktur die Ganzheit des Menschen als Körpergeistseele behandelt.

Die Nadeln sind aus rostfreiem Stahl von bester Qualität, obwohl sie über Jahrhunderte hinweg aus Flintglas sowie aus verschiedenen Metallen, einschließlich Gold und Silber, hergestellt wurden. Aufgrund eines plötzlich erwachten westlichen Interesses an Akupunktur gibt es gegenwärtig eine Vielzahl von Nadeltypen. Die besten sind Meister-Nadeln; sie sind am einfachsten und am feinsten gearbeitet. Sie sind haltbar, stark und dünn. Sie sind unterschiedlich in der Stärke, aber die im allgemeinen benutzte Nadel mißt etwa zwei bis drei Haare, wie ein Faden, nicht wie eine Injektionsnadel. Auch die Länge ist unterschiedlich, die gebräuchlichsten Längen sind 1,27 und 2,54 cm für die Nadel selbst; allerdings ist der Schaft beträchtlich länger, denn mit ihm wird die Nadel gehalten und beim Einsetzen in den Akupunktur-Punkt geführt. *»Die Akupunktur-Nadel muß ruhig und mit äußerster Sorgfalt gesetzt werden.«*[4]

Es gibt viele verschiedene Nadel-Manipulationen und -Techniken, um die Energie zu bewegen. Der alte Klassiker schreibt darüber: *»Man muß zunächst mit der Hand fühlen und das System des Körpers aufspüren... Auf der Außenseite sollte man die Öffnungen behandeln, die von der Nadel zurückblieben, so daß sie sich verschließen und die Seele im Innern verbleiben kann. Wenn der ganze Atem in der Ausatmung erschöpft ist, sollte man die Nadel setzen und eine Zeitlang warten, bis der Patient einatmen muß, und zwar so, als warte man auf etwas Kostbares — ohne Gefühl für Raum und Zeit. Wenn der Atem völlig in der Ausatmung erschöpft ist, sollte man die Nadel bewegen, aber mit großer Sorgfalt und sehr vorsichtig.«*[5] Dieses Zitat beschreibt eine bestimmte Art der Nadel-Manipulation; es gibt noch verschiedene andere, die jeweils spezifisch sind und ebenso sorgfältig ausgeführt werden — schließlich wird über die Nadel die Veränderung in der Energie herbeigeführt. Eine Akupunkteurin kann es fühlen, ob sie auf dem Akupunktur-Punkt ist und ob die Energie über die Nadel bewegt wird — diese Bewegung wird durch die Pulsveränderung bestätigt.

Das Kraut *Moxa*, Artemisia vulgaris latiflora, ist seit Jahrhunderten bekannt; es ist ein Heilkraut. Im Rahmen der Traditionellen Akupunktur wird

Moxa auf vielfältige Weise angewandt, zu der auch das Brennen gehört. Das Moxa wird in winzige Kegel gerollt, die einzeln auf einen Akupunktur-Punkt gelegt und angezündet werden. Es bleibt dort solange, bis es zu heiß wird — dann wird es weggenommen, damit der Patient sich nicht verbrennt. In manchen Ländern ist es Tradition, das Moxa auf der Haut zu lassen, bis es ganz abgebrannt ist; das führt zu einer Blase und einer langanhaltenden Narbe. Dies wäre in einer westlichen Kultur unvorstellbar, und die Wirkung ändert sich dadurch auch nur geringfügig. Ich habe Menschen in anderen Kulturen erlebt, wie sie stolz ihre Moxa-Brandwunden zeigten, so wie bei uns eine alte Narbe Aufregung und Bewunderung hervorrufen könnte. Allerdings kann ich es mir nicht vorstellen, daß die Menschen in den Vereinigten Staaten stolz ihre Moxa-Brandwunden vorzeigten.

Moxa bewirkt in der Energie ähnliche Veränderungen wie die Nadeln, wenn es in der beschriebenen Weise auf einem Akupunktur-Punkt benutzt wird. Es kann auch auf eine dünne Scheibe Ingwer gelegt werden, um die Gefahr des Verbrennens zu vermeiden; es behält dabei seine wohltuende Wirkung auf die Energie.

Man kann das Moxa auch um den Schaft der zuvor gesetzten Nadel wickeln und es dann anzünden. Diese Methode wird häufig bei Akupunktur-Punkten um Gelenke herum angewandt, die Schwierigkeiten in der Koordination und Beweglichkeit machen. Eine Kugel Moxa wird auf das Ende der Nadel gesteckt und angezündet, bis es ganz brennt. Das erwärmt das Gebiet; und obwohl die Nadel selbst nicht heiß wird, werden die Hitze und die heilende Wirkung auf den Punkt weitergeleitet. Das unterstützt die Veränderung schwerer Energie-Blockierungen. Moxa wird auch noch in der folgenden Art angewandt: es wird zu einem dicken Stab gerollt, angezündet, und damit werden bestimmte Bereiche des Körpers erwärmt, z.B. der Nacken und die Schultern, wo die Muskeln oft hart und verspannt sind. Das Führen der Rolle über diese Stelle bewirkt Erwärmung und Linderung. Diese Moxa-Methode wird manchmal bei Akne angewandt, wenn der Patient die Hitze im Gesicht ertragen kann; sie entzieht dem Körper die giftigen Stoffe.

Wer die Traditionelle Akupunktur ausübt, muß fachkundig ausgebildet sein und unendlich pflichtbewußt. Kranke Menschen so zu unterstützen, daß sie gesund werden, erfordert große Klarheit, und deshalb ist die Gesundheit der Akupunkteurin wichtig. Wir müssen ausgeglichen sein, um den Prozeß von Gesundheit und Krankheit in uns selber zu erkennen, und dieselbe Ausgeglichenheit ist erforderlich, um diesen Prozeß in einem anderen zu sehen. Das heißt nicht, daß die Akupunkteurin übermenschlich gesund oder gegen Krankheit immun wäre. Es heißt vielmehr, sie hat das Wirken ihrer Körpergeistseele während ihrer eigenen Behandlung erfahren, und sie weiß auch, wie sich die Nadeln und das Moxa anfühlen. Das gibt ihr ein Bewußtsein von der Angst, die manche Patienten den Nadeln gegenüber empfinden; und es erhält auch ihre eigene Gesundheit. »*Jene, die üblicherweise ohne Krankheit sind, helfen, jene zu erziehen und in Ordnung zu bringen, die krank sind, denn wer behandelt, sollte frei sein von Krankheit. Man beobachtet sich selbst und kann sich so auch von den anderen ein Bild machen, und ihre Krankheiten offenbaren sich; durch Beobachtung der äußeren Symptome erwirbt man sich das Wissen über die inneren Störungen.*«[6] Die alten Klassiker fordern uns auch auf, uns stets der Folgen schlechter Akupunktur bewußt zu bleiben. »*Schlechte Heilkunst ist nachlässig und unbedacht; sie muß bekämpft werden, weil eine nicht vollständig geheilte Krankheit leicht neue Krankheiten hervorbringen kann, oder es kommt zu einem Rückfall in die alte Krankheit.*«[7] »... *Wenn ein Arzt den natürlichen Zustand des Körpers umkehrt und verdirbt, kann die Gesundheit nicht wieder erlangt werden.*«[8]

Das ist nicht nur so dahingesagt. Die Ärztin, die unsere Lebenskraft behandeln soll, muß nicht nur sachkundig in der Arbeitsweise des Körpers sein; sie muß im Einklang mit ihrer eigenen Lebenskraft handeln, überzeugt, daß sie ihre Arbeit an der Lebenskraft eines anderen von Wissen und Integrität leiten läßt, die die Lebensenergie respektiert.

Die Traditionelle Akupunktur ist *in der Tat* eine machtvolle Heilkunde. Sie kann viel Gutes zur Unterstützung der Menschen tun; in gewissenlosen Händen jedoch kann sie Schlimmes anrichten: wenn z.B. beim kranken Menschen der falsche Eindruck erweckt wird, daß Akupunktur alles bei jedem zu jeder Zeit heilen kann, und dies auch noch im Schnellverfahren. Das ist schlimm, weil es der Vorstellung Vorschub leistet, Akupunktur sei ein Allheilmittel für jeden oder so etwas wie ein Hilfsverband oder eine Aspirin-Tablette für Symptome, ohne dem Menschen darüber hinaus noch etwas zu sagen zu haben.

Die klassischen Schriften spielen häufig auf den Lebensstil an, der unser inneres und äußeres Gleichgewicht beeinflußt. Wenn wir den Lauf der Natur durch die Jahreszeiten verfolgen, können wir eine Ordnung beobachten, die nur gelegentliche Ausschweifungen kennt. Die Philosophie des Tao ist eine Philosophie der Harmonie, nicht der Extreme; und der Lebensweg des Menschen folgt derselben Richtschnur, wenn er versucht, im Einklang mit sich selbst zu leben. »*Heutzutage sind die Menschen anders; sie trinken Wein, und sie wählen den Leichtsinn als ihr gewöhnliches Verhalten. Sie betreten die Gemächer (der Liebe) in berauschtem Zustand; ihre Leidenschaften erschöpfen ihre Lebenskräfte; ihre Begierden verschwenden ihre wahre (Essenz); sie wissen nicht, wie sie in sich selber Zufriedenheit finden sollen;*

sie sind unerfahren in der Beherrschung ihrer geistigen Kräfte. Ihre ganze Aufmerksamkeit widmen sie sinnlichen Vergnügungen, und dadurch verschließen sie sich selbst den Freuden eines langen (Lebens). Deshalb erreichen sie nur die Hälfte der einhundert Jahre, und dann degenerieren sie.«[9]
Dieses Zitat beschreibt einen Lebensstil, der ständig das Maß überschreitet, und nicht den, der gelegentliche Ausschweifungen einschließt. Im wesentlichen jedoch kommt diese Beschreibung den Symptomen des Unbehagens sehr nahe, die auch unsere gegenwärtige Lebensweise nach sich zieht. Wenn ich also über den kranken Menschen spreche und seine eigene Beteiligung an der Wiederherstellung seiner Gesundheit mit Hilfe der Akupunktur, beziehe ich mich auch auf eine weise, gesunde Lebensart, deren lebendige Aufregung in der Harmonie liegt, nicht im Exzess.

Die Akupunktur kann zwar selbst auf skeptische Menschen einwirken, und sie wirkt auch bei ihnen oder bei solchen, die nicht wirklich gesund werden wollen; aber der gesamte Prozeß wird in seiner Wirkung wohltuend verstärkt, wenn die Patienten an ihrer Gesundheit und ihrem Wohlbefinden mitarbeiten. Das gilt für jede Heilmethode — wer gesund werden will und sich bemüht, daß es ihm besser gehe, und wer nicht alles dem Arzt überläßt, der hat viel bessere Aussichten, gesund zu werden. Im *Nei Ching* sagt Ch'i Po zum Gelben Kaiser: *»Das ist die Methode der Akupunktur: Wenn Lebenskraft und Energie nicht den Willen eines Menschen antreiben, kann seine Krankheit nicht geheilt werden.«*[10] *»Wenn sich der Geist erst einmal abgewendet hat, wird er in der Regel nicht zurückkehren.«*[11] *»Es ist schwer, jemanden zu heilen, der zwangsläufig sterben muß.«*[12]

Mit der Vorstellung von Gesundheit geht das Bewußtsein vom Tod einher. Ausgeglichen und harmonisch zu leben bedeutet nicht, daß wir niemals sterben. Der Tod ist stets gegenwärtig, auch wenn wir den genauen individuellen Zeitpunkt nicht feststellen können. Wir treffen die gleichen Vorkehrungen für den Tod wie für die Gesundheit und das Leben. Der Schlüssel zur Gesundheit und zum Leben ist das Bewußtsein: zu jeder Zeit soweit wie möglich wir selber sein, harmonisch und ganz im Innern, einig sein mit der äußeren Welt. Wenn wir erst einmal zu erkennen beginnen, daß die Lebenskraft, die uns individuell antreibt, dieselbe ist, die uns innerlich eint, und daß diese Energie niemals erlischt, dann erhält die Aussicht auf den Tod Hoffnung und Würde. Vielleicht mildert die Akupunktur nicht die Ursache der Symptome jedes Menschen, aber sie kann die Möglichkeit anbieten, etwas über die Lebensenergie und das Bewußtsein auf einer sehr persönlichen Ebene zu erfahren. Wir können sie als Werkzeug verwenden, um uns selbst zu der Ausgeglichenheit zu führen, die sogar im Angesicht des Todes noch möglich ist. Wir können es erlernen, harmonisch und vollständig im Innern und nach Außen zu leben. Wir können es erlernen, auch so zu sterben.

Der Behandlungsverlauf ist von Patient zu Patient verschieden. Im allgemeinen wird man für jedes Jahr der Krankheit einen Monat lang Behandlungen benötigen. Das ist nur ein sehr grober Maßstab, und es geht gewöhnlich schneller; die Körpergeistseele braucht aber Zeit, um in sich selbst ins Gleichgewicht zu kommen. Wenn wir den Prozeß, der zur Krankheit führte, verstünden, dann würden wir sicherlich auch den Prozeß besser verstehen, der zur Gesundheit führt. Die *Eine-Nadel-Heilungen*, die so oft in den Medien gezeigt werden, sind in der Regel die schnelle, vorübergehende Beseitigung eines Symptoms, ohne daß seine Ursache erreicht wird. Traditionelle Akupunktur ist *nicht* Linderung oder Unterdrückung von Symptomen; sie erfordert ein vollständiges Sich-Einlassen auf die innere Wirkungsweise der Körpergeistseele des Patienten, um die Ursache des Symptoms zu beseitigen. Das kann gar nicht oft genug gesagt werden.

Die Akupunkteurin erfährt in der Diagnose, ob sie einem Menschen mit Akupunktur-Behandlungen helfen kann; sie fühlt, ob sich die Energie bewegen kann und wird, und sie stellt fest, was zu tun ist. Wenn die Energie allmählich ins Gleichgewicht zurückgebracht wird, können wir die Veränderungen in den Pulsen fühlen. Auch die Patientin kann diese Veränderungen in sich selbst, in ihrem Leben und in ihren Symptomen spüren. Es gibt kaum einen Fall, in dem die Traditionelle Akupunktur nicht wenigstens ein Stück weit das Gleichgewicht zurückbringen kann, so daß die Patientin sich in sich selbst besser fühlt, wenn auch ihre Symptome sich nicht wesentlich verändern mögen. In dieser Heilkunst ist das Sich-in-sich-gut-Fühlen, das Sich-wirklich-in-seiner-Mitte-Fühlen, ein sehr bedeutsames Zeichen von Gesundheit.

Teil III
10. Kapitel

EIN FALL-BERICHT

Nun folgt die vollständige, im Rahmen der Traditionellen Akupunktur durchgeführte Untersuchung einer 57-jährigen Frau; die Diagnose und Behandlung ihrer Schwierigkeiten durch die Westliche Medizin, ehe sie zur Akupunktur gekommen ist; die Diagnose in der Ausdrucksweise der Traditionellen Akupunktur; vier Behandlungsberichte, die Informationen über den Verlauf der Behandlung beinhalten; das Tagebuch der Patientin, das uns beiden als Anhaltspunkt für Veränderungen, Einblicke und Perspektiven diente, die sich im Verlauf der Behandlung ergaben. Sie erhielt vierzehn Behandlungen; sie kommt jetzt beim Wechsel der Jahreszeiten, und wir lesen ihre Pulse als vorbeugende Maßnahme. Sie hat noch immer gelegentlich Durchfall und stellenweise Ekzeme, besonders dann, wenn sie angespannt ist, aber sie bekommt keine Migräne mehr. Eine der größten Veränderungen ihres Lebens ist die Beziehung zu ihrer Mutter, für die sie sich jetzt verantwortlich fühlt und zu der sie Vertrauen enwickelt hat.

Untersuchung

Name: Frau

Empfohlen von: Befreundeter Krankenschwester

Alter: 57 Jahre alt

Geburtsdatum: 3. 9. 1916

Zeit der Geburt: 3 Uhr

Beruf: Näherin

Besondere Belastung: Schnelles und angespanntes Arbeiten

Mit wem leben Sie?: Mit meiner alten Mutter. Wir sind uns zu ähnlich.

Verheiratet, Zahl der Kinder, Eltern?: Nie verheiratet, keine Kinder

Warum kommen Sie in die Klinik? (Was ist Ihr Haupt-Leiden?): Ich habe einiges, das die Ärzte nicht heilen können, Störungen in meinem Bauch, Migräne, Arthritis, Asthma.

Einzelheiten (heiß/kalt, Schmerzen/Beschwerden, sich verlagernd/örtlich begrenzt, deutlich/dumpf, usw.): Ich bekam anhaltenden Durchfall vor 6 Jahren, als ich unter Druck stand (siehe ihre Anmerkungen). (Die Spezialisten erklärten ihr, es sei keine Krankheit, sondern nur ein nervöser Zustand. Ihre Stimme und ihr Gesicht zitterten, als sie darüber sprach.) Vor 4 oder 5 Jahren fing im Sommer die Migräne an. Meine Augen flimmerten, und ich konnte einen Monat lang nichts sehen.

Krankengeschichte: Die Arthritis begann vor 6 Jahren. Ich hatte einen Schmerz in der Hüfte, und beide Hüften wurden geröntgt. Ich hatte mir die linke Hüfte bei einem Autounfall gebrochen, ein Jahr nach dem Durchfall. Im Krankenhaus wurde mein linkes Bein von einem Flaschenzug gehalten, der war aber zu stramm, und ich bekam schwache Knochen. Es ist ein quälender Schmerz; die Hitze macht mir viel mehr zu schaffen als die Kälte, obwohl ich die Kälte, wenn ich sie spüre, schmerzhaft empfinde. Ich habe seit meiner Kindheit Asthma gehabt (vgl. Anm.). Das Ekzem scheint es zu begleiten. Es geht weg, wenn ich am Meer bin.

Andere Beschwerden (ihre Art, Dauer, Bedeutung): Ich leide auch an Schlaflosigkeit. Mein Kopf denkt, und ich werde immer müder.

Beschreibung der Patientin: Schlank, trägt eine Brille, hat ein abgehärmtes, kleines Gesicht, mit einem Wollkostüm gekleidet, graues Haar, die Augen treten etwas hervor, die Hände bewegen sich nervös, die eine in der anderen, mit einer ringenden Geste. Sie scheint sehr ängstlich zu sein. Die vorherrschende Farbe ist Weiß, und Rot fehlt deutlich. Blau ist ebenfalls kräftig vorhanden. Ihre Stimme weint und stöhnt, obwohl sie sehr zaghaft im Flüsterton spricht. Ihr Körper schreit nach Nahrung. (Die Antworten der Patientin sind wörtlich aufgeführt.)

MEDIZINISCHE VORGESCHICHTE

Chirurgie: Hysterektomie (Entfernung der Gebärmutter) — 1964 — , davor Venenentzündung, eine Anämie, weshalb ich Bluttransfusionen bekam, Fasergeschwulste.

Verletzungen/Unfälle: Ich stieß bei Glatteis gegen ein Fahrrad, hatte einen Schädelbruch, als ich Anfang 20 war, wurde auf dem rechten Ohr taub. Hatte Mitte dreißig einen Hexenschuß.

Andere Krankheiten: Schlimmes Ekzem im Alter von einem Monat. Als ich 2 1/2 Jahre alt war, entwickelte sich Asthma und in der Folge Rachitis, ich bin noch immer etwas verwachsen. Lungenentzündung als Kind und Anfang zwanzig.

Besondere gefühlsmäßige Schwierigkeiten (Kindheit — Familie — Freunde — Heirat): Ich war als Kind sehr tüchtig und munter. Meine Mutter klärte mich über die Periode auf, als ich 13 Jahre alt war. Sie brachte es mit Adam und Eva in Verbindung. Ich dachte, ich bekäme sie jeden Tag. Mit 17 hatte ich beinahe einen Nervenzusammenbruch im Internat. Ich wollte die Dinge für mich zusammenbringen, war aber zu jener Zeit zu ängstlich, irgend jemanden etwas zu fragen. Meine Mutter las gut biblische Geschichten vor. Ich wollte darüber nachdenken, beten, meditieren. Ich entschloß mich, nicht zu heiraten, sondern etwas für Unseren Herrn zu tun.

Medizinische Vorgeschichte der Familie (Eltern und Kinder mit Allergien — Tb — Krebs — Herz — Haut — nervös — Diabetes — Arthritis — usw.): Vater starb an einem Herzleiden und an Tb, das liegt in seiner Familie. Mutter ist 84 Jahre alt, außerordentlich energisch, hat jetzt ein Herzleiden, hatte ein Ekzem und einen Nervenzusammenbruch. Meine Schwester ist in einer Nervenheilanstalt gestorben. Sie haben mir gesagt, es war alles nur meine Schuld, weil ich ins Kloster gegangen bin.

ÜBERPRÜFUNG DER SYSTEME

Kopf (Schmerzen — schwindlig): Migräne, d.h. ein Schmerz um die Augen und die Stirn herum, von dem mir übel wird; etwas Schwindel.

Augen: Astigmatismus (abnorme Wölbung der Hornhaut), trage seit 25 Jahren eine Zweistärkenbrille, seitdem keine Veränderung.

Ohren: Schmerzen Anfang zwanzig.

Mund (Geschmack — Entzündungen): Ständig, allerdings im Frühling stärker als sonst.

Nase: Guter Geruchssinn. Ich falle oft in Ohnmacht. Darin bin ich gut.

Hals/Erkältungen: In der Regel eine im Winter.

Gewicht (Abnahme — Zunahme): Neige zu Untergewicht, kriege jetzt überhaupt nichts mehr drauf.

Schwitzen: In der Nacht reichlich; vielleicht liegt es an meinen Nylon-Nachthemden.

Schlaf: Muß Tabletten nehmen, sonst kann ich nicht.

Darm: Durchfall (Vgl. Haupt-Leiden)

Wasserlassen: Ich lasse viel, auch nachts. Die Tabletten gegen Durchfall verursachten einen Blasenkatarrh.

Uro-genital (Ausflüsse — Zurückhalten — Brennen — Entzündungen): Gelegentliches Brennen, kein Ausfluß.

Zähne: Sehr gelb und weich.

Haut (trocken — Ausschlag — blaue Flecken): Ekzem (zur Zeit an den Fingern).

Brust/Atmung: Vgl. die Geschichte des Asthmas.

Knochen: Weich

Muskeln: Schwach

Haar (Kopfhaut): Trocken, allerdings fettiger als früher.

Nägel: Gefurcht und spröde.

Wärme (Kreislauf): Kalte Hände und Füße.

Träume: Ich glaube, ich erinnere mich an keinen.

Menstruation (Regelmäßigkeit — Anzahl der Tage — stark schwach — Schmerzen — Depressionen — Folgeerscheinungen — Menopause): In geheimnisvolles Dunkel gehüllt und immer schwierig. Die letzte Periode 1964, wenige Monate vor der Hysterektomie.

Schwangerschaft (leicht — schwer — verhalten): Niemals.

Rauchen: Ich tat es als Kind.

Trinken (Alkohol): Ein bißchen Sherry, manchmal einen Eierflip, wenn ich mich elend fühle.

Trinken (Einnahme anderer Flüssigkeiten): 10-20 Tassen pro Tag, in der Regel Tee.

Ernährung (Appetit und Gehalt): Ich esse gut, bin aber auf eine von unverdaulichen Nährstoffen freie Diät gesetzt worden (nichts Grünes, kein Vollkornbrot, kein rohes Obst). Ich esse viel Fleisch und Fisch.

Körperliche Bewegung: Keine Angabe

Bevorzugter Geschmack: Ich mag Süßigkeiten, kann keine Kokosnüsse essen — meine Schleimhäute schwellen an.

Verdauung (Gas — Sodbrennen): Scheine viel Gas zu haben und habe Schmerzen damit, in Form von Blähungen.

Gegenwärtige Medikamente (Verschreibungen — Vitamine — Abführmittel — usw.): (Vgl. Westliche Diagnose und Behandlung — Extraabschnitt) Ich hasse diese Tabletten.

Wichtige Medikamente in der Vergangenheit: Anti-Baby-Pille: nein Cortison-Spritzen; Antibiotika.

Wie würden Sie sich selbst gefühlsmäßig beschreiben (Freundschaften — Familie — Heirat — Depressionen): Es fällt mir schwer, mich zu entscheiden, anscheinend hänge ich fest. Ich ärgere mich und denke, wie blöd das ist. Ich bin sehr ängstlich und furchtsam, obwohl ich bei meiner Mutter oft die Geduld verliere.

Wie ist Ihr Energieniveau im allgemeinen (körperlich — geistig — psychisch — sexuell): Sehr niedrig. Ich fühle mich oft elend. Es ist schrecklich anstrengend, sich seinen Lebensunterhalt zu verdienen. Ich denke kaum noch an Sex.

Was mögen Sie gern (Vorlieben und Abneigungen):
Farbe: Ich liebe Blau. Ich glaube, das hat sich nie geändert.
Jahreszeit: Ich mag den Frühling wirklich gerne, Ende April und Anfang Mai.
Klima: Ich habe es gern mild, nicht zu heiß und nicht zu kalt.
Tageszeit: Mir geht's morgens besser, bin nach dem Mittagessen in der Regel sehr müde.

BEOBACHTUNGEN

Farbe/Färbung: Sehr weiß, gefolgt von Blau; ausgeprägtes Fehlen von Rot.

Stimmhafter Ausdruck: Weinend, stöhnend, kein Lachen.

Nägel: An den Füßen gelb, brüchig — an den Händen brüchig.

Mißbildungen (besonders Füße): Sehr gepflegte Füße, Fußballen leicht entzündet.

Beinlänge: Gleich

Schwielen: Hühneraugen auf dem rechten kleinen Zeh.

Fleisch: Weich, ein bißchen purpurn und geschwollen um die Knöchel (Frostbeulen als Kind).

Lippen: Gespannt, umgeben von einem Strich weiß, blaßrot.

Struktur: Angespannter Nacken und etwas Einschränkung bei 3 und 4. Der Rücken tritt wie ein S hervor, besonders 7-8-9. Lenden-Spannung in der unteren Lendengegend, um III AEP-Punkte 23, 24, 25. Rückgrat von Spannung umgeben. Bauch-Diagnose: weich in X, III, IV

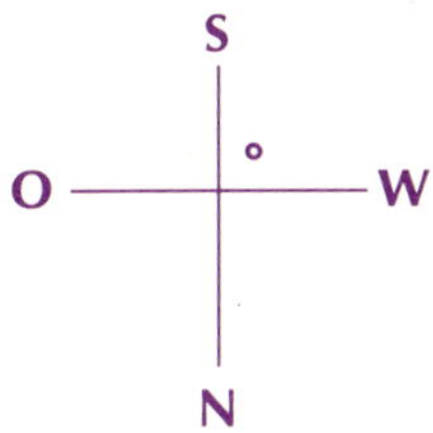

Zentrum außerhalb in Richtung Südwesten

Gefühl: Angst, Kummer, keine Freude.

Geruch: Äußerst faulig.

Zunge: Weißer Belag im Bereich von IX, in der vorderen Mitte.

Iris: Opake Ringe um die Iris legen Ungleichgewicht in der Lymphe nahe.

Haut: Dünn, locker, stellenweise trocken.

Haar: Matt, gespannte Kopfhaut.

Kreislauf (blaue Flecken — Krampfadern): Bekommt leicht blaue Flecken, besonders an den Beinen.

Muskelspannkraft: Weich, schlaff.

Alarmpunkte: Keine besondere Empfindlichkeit, mit Ausnahme von III, IV, IX, X.

Chou: Oberer — kalt
Mittlerer — warm
Unterer — kalt

Akabane (L/R): III 10/5; X 9/6

II	—	I	✓	IX	—	X	—2
VII	✓ +	VIII	+	XII	✓	XI	✓
III	—2	IV	—	V	—	VI	—

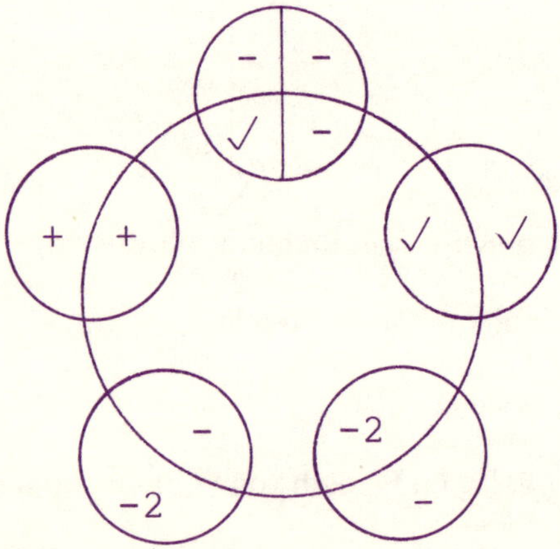

Bemerkungen: Sämtliche Pulse sind dünn, lang und schmal, die Energie ist schwach, selbst für ihre Norm. Die Puls-Erfassung in Form von + und — zeigt das Volumen der Energie an, ob es übermäßig oder unzureichend ist. Diese Pulse vermitteln das Gefühl einer langen Stagnation.

TRADITIONELLE DIAGNOSE

Wenn ich mir die gesamte Information anschaue und sämtliche Angaben dieser Frau aufeinander beziehe, fällt mir das starke Ungleichgewicht in beiden Ausscheidungs-Funktionen am meisten ins Auge, also in III, der Blase, deren Funktion es ist, die Flüssigkeiten eines Menschen durch die Beseitigung des Abfalls rein und fließend zu halten; sowie in X, dem Dickdarm, dem *Großen Ausscheider*, der die gesamte Körpergeistseele reinigt — eine äußerst wichtige Stufe im Prozeß des Ausgleichens und der Gesundheit. Diese Ungleichgewichte weisen sehr deutlich auf die am stärksten betroffenen Elemente im Zyklus hin, nämlich Wasser und Metall. Das Wasser kontrolliert die Angst, die Flüssigkeit und die sexuelle Integration. Die Patientin ist voller Angst, ist gefühlsmäßig und körperlich sehr spröde — was an eine Blockierung im Wasser denken läßt —, und die Verbindung zu ihrer sexuellen Energie hat sie weitgehend verloren. Das ist offensichtlich mit gefühlsmäßigen und körperlichen Symptomen verflochten, von Schüchternheit und Depressionen bis hin zur Häufigkeit des Wasserlassens, der Weichheit der Knochen und der Arthritis. Sogar die mit dem Wasser verbundene Farbe Blau sticht deutlich bei ihr hervor. Das Wasser kontrolliert die Gestaltung der Knochen und der Zähne, und selbst die weit zurückliegende Rachitis deutet auf eine Unausgeglichenheit im Wasser-Element hin. Gewiß haben schon die Ängste und die Tendenz in ihrer Kindheit, das Wasser nicht halten zu können, unsere Aufmerksamkeit auf die Energie im Wasser gelenkt. Ihre gegenwärtigen Symptome drücken sehr alte Blockierungen aus; wir haben es also mit einem chronischen, seit langer Zeit bestehenden Defizit zu tun, nicht mit einer erst kürzlich entstandenen Unausgeglichenheit.

Das andere stark betroffene Element ist Metall, mit dem Dickdarm als einem der zwei hauptsächlichen Meridiane der Energie im Metall-Element; auf der anderen Seite die Lunge, auf deren Schwierigkeiten uns sowohl die Pulse als auch die Beobachtung hinweisen. Wenn ich Lunge sage, möchte ich damit mehr als das eigentliche körperliche Organ ausdrücken. Ich spreche von ihr gemäß der chinesischen Vorstellung als der Empfängerin der Reinen Ch'i-Energie vom Himmel, einer wesentlichen Quelle unserer Energie und unseres Lebens, zu der wir über die Atmung Zugang haben. Deshalb drückt sich die Behinderung der *Atmung* auf sämtlichen Ebenen aus, nicht nur in Form von Asthma und Ekzem (dies erhellt den Zusammenhang der Haut mit der Atmung, weshalb die Chinesen sie als dritte Lunge bezeichnen), sondern auch darin, daß ihr Körper aufgrund seiner Anspannung nicht empfangen oder atmen kann, einer Spannung, die mit Angst verflochten ist. Die Schlaflosigkeit können wir als die Unfähigkeit verstehen, den Schlaf 'einzunehmen', sich der nährenden Phase innerhalb unseres 24-Stunden-Zyklus' zu überlassen, die wir Schlaf nennen. Was den Dickdarm betrifft — die Anzeichen seiner tiefen Unausgeglichenheit sind reichlich vorhanden. Durchfall ist eine Art Unfähigkeit, den Prozeß der Ausscheidung zu kontrollieren, wozu sie anscheinend niemals fähig war. Als es anfing, versuchte sie, schier verzweifelt, an einer lebenswichtigen Situation festzuhalten. Es stellte sich heraus, daß sie es nicht schaffen konnte, und so verlor sie ihre ganze Lebenskraft (das bezieht sich auf ihre Bemerkungen über die Erfahrung innerhalb der religiösen Gruppe, die in ihrem Leben Bremsen löste). Untergewicht, Kummer sowie Schwierigkeiten, sich zu entscheiden, legen es nahe, daß sie nichts lange genug festhalten kann, um sich das für ihre eigene Stärke und Ernährung Erforderliche anzueignen.

Das Wasser kontrolliert über den K'o-Zyklus, den Kontrollzyklus der Energie, das Feuer; bei einem so ausgeprägten Ungleichgewicht im Wasser kann das Feuer unmöglich stark und blühend sein. Es ist tatsächlich nahezu erloschen; das zeigen die Pulse an, sowie das Fehlen von Rot in ihrem Gesicht (das bezieht sich nicht auf den Hautton, sondern auf die Schattierungen, die das Gesicht an bestimmten Stellen zeigt), das Fehlen von Freude in ihrer Stimme und ihrem Verhalten und auch ihre kalten Hände und Füße. Aufgrund der Langzeit-Ungleichgewichte im Wasser und im Metall ist jedes Element betroffen; so deuten die Migräne und die brüchigen Nägel auf eine Holz-Unausgeglichenheit hin. Das Erde-Element ist vielleicht das beständigste und stärkste von allen, denn die Patientin fühlt sich während der von der Erde beherrschten Stunden am besten, und sie scheint trotz allem eine Verbindung zu dem Boden unter ihren Füßen behalten zu haben.

(Akupunkteurin: Dianne M. Connelly)

WESTLICHE DIAGNOSE UND BEHANDLUNG DER PATIENTIN

Die Patientin litt während der vergangenen sechs Jahre an leichtem Durchfall, sie wurde deshalb mit "Codeine Phosphorous" behandelt; starke Migräne seit fünf Jahren wurde mit "Dixarit" behandelt; Bronchialasthma seit der Kindheit, verbunden mit wiederkehrenden Anfällen von Ekzem, wurde mit "Adcortyl" behandelt. Die Patientin leidet ferner an chronischer Schlaflosigkeit, deshalb wurden ihr "Soneryl"-Tabletten verschrieben. Vor sechs Jahren hatte sie Knochen-Arthritis in beiden Hüften, allerdings überwiegend in der rechten, wogegen sie Cortison-Injektionen bekam.

(Die Namen der Medikamente sind die englischen Original-Bezeichnungen; diese Präparate werden in anderen Ländern unter anderen Marken-Namen geführt.)

BEHANDLUNGS-BERICHTE

I

Patientin: Frau

Datum: 18. Dezember

Uhrzeit: 15.30 Uhr

Meridian hoch: III (Blase)

Meridian niedrig: IX (Lunge)

Vor der Behandlung:

II	—	I	✓	IX	—	X	—1
VII	✓ +	VIII	+	XII	✓ +	XI	✓ +
III	—1 1/2	IV	—	V	—	VI	—

Bemerkungen (Beobachtungen/Berichte der Patientin): Auf der Grundlage der Untersuchung muß diese erste Behandlung in der Ausgleichung von links nach rechts bestehen, weil das Akabane ein deutliches Ungleichgewicht zwischen links und rechts für X (Dickdarm) und III (Blase) ergab. Die Patientin zeigt ein sehr starkes Interesse an dem Prozeß, und ich habe ihr versprochen, alles, was ich tue, zu erklären.

Durchgeführte Behandlung: III 58 nur links. Tonisierung. Der Name ist *Zerstreuen und Verteilen*, was das Zusammenkommen ebenso nahelegt. X 6 Verbindungspunkt von X nur links. Tonisierung. Dieser Punkt wird *Zwischen-Pfad* genannt, zum Teil aufgrund seiner Lage, aber auch deshalb, um das Wesen der Verbindung anzudeuten, die ein Pfad zwischen den Meridianen jedes Elementes ist.

Nach der Behandlung: Wenn diese Punkte nicht das Notwendige bewirkt hätten, hätte ich sie mit den Quell-Punkten unterstützt.

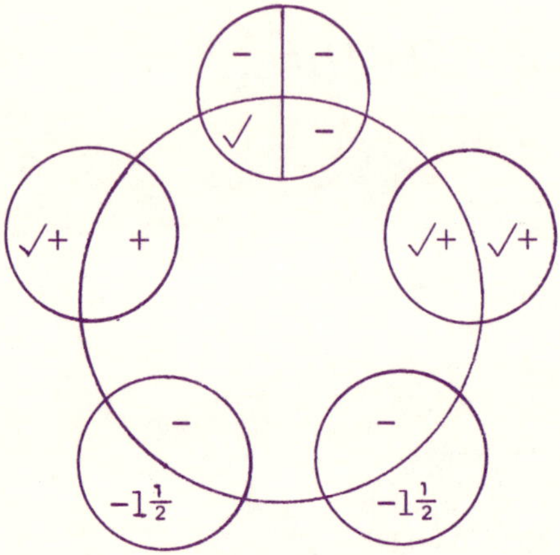

II	—	I	√	IX	—	X	—1/2
VII	√ +	VIII	+	XII	√ +	XI	√ +
III	—	IV	—	V	—	VI	—

Bermerkungen: Weil die Energie in III ihren Scheitelpunkt durchlief, war es genau die richtige Zeit, sie wieder ins Gleichgewicht zu bewegen. Die Energie der Patientin bewegt sich sehr gut, auch wenn die alten Muster tief verwurzelt sind. Ihre gesamte Körpergeistseele muß ermutigt und unterstützt werden, bis die natürlichen Prozesse ihre Aufgaben wieder übernehmen. Deshalb werde ich die Behandlung möglichst einfach halten und die Energie nur sanft wecken. Sie könnte eine sehr starke Stimulierung nicht aushalten.

Vorschläge: Ich zeigte ihr, wie sie tief einatmen könne, und forderte sie auf, es morgens und abends zu tun.

(Akupunkteurin: Dianne M. Connelly)

II

Patientin: Frau

Datum: 22. Dezember

Jahreszeit: Winter

Uhrzeit: 10.30 Uhr

Meridian hoch: XII (Milz)

Meridian niedrig: VI (Dreifacher Erwärmer)

Vor der Behandlung:

II	—	I	√	IX	—	X	—
VII	√ +	VIII	√ +	XII	√+	XI	√+
III	—	IV	—	V	—	VI	—

Bemerkungen (Beobachtungen/Berichte der Patientin): Fühlte mich drei Tage lang ziemlich gut, dann ließ meine Energie am Nachmittag nach. Häufiges Wasserlassen am Vormittag. Guter Appetit (auf die Nahrung, auf die sie angewiesen ist und an der sie hängt; bald aber wird ihr Körper eine reichhaltigere Diät verlangen). Wachte eines nachts schwitzend auf.

Durchgeführte Behandlung: X 4; dieser Punkt — er wird *Der Große Ausscheider* genannt — ist der Quell-Punkt des Dickdarms. Er wird auch als *Die Vereinigung der Täler* bezeichnet. Tonisierung bilateral. Lenker-Gefäß 4, *Das Tor des Lebens*. Moxa 5x. Tonisierungs-Nadel.

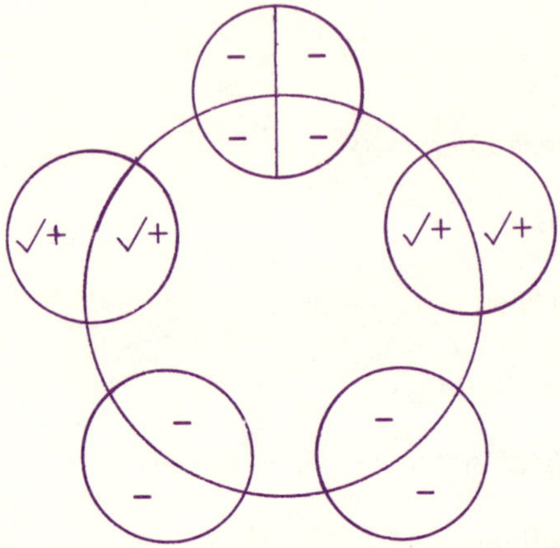

Nach der Behandlung:

II	—	I	√	IX	—	X	—1/2
VII	√ +	VIII	√ +	XII	√ +	XI	√ +
III	—2	IV	√ —	V	√ +	VI	—

Bemerkungen: X hat ein zu großes Defizit und ist viel zu schwach. Die Tonisierung von x 4 stärkte ihn etwas, während Moxa und Tonisierung des Lenker-Gefäßes 4 die gesamte Energie des Körpers anregten, leichter und gleichmäßiger zu fließen, besonders in Richtung Metall, das eine Stärkung am nötigsten hat. Weil es mehrere offensichtliche Unausgeglichenheiten gibt, hätte ich auch mehr als jeweils nur ein Element gleichzeitig behandeln können, mit einer sehr einfachen Behandlung für diese Patientin.

Vorschläge: Folgen Sie den natürlichen Neigungen ihres Körpers zu bestimmten Nahrungsmitteln... Essen Sie, was er will.

(Akupunkteurin: Dianne M. Connelly)

III

Patientin: Frau

Datum: 28 Dezember

Behandlung Nr.: 3

Uhrzeit: 10.30 Uhr XII (Milz)

Tagebuch erhalten ✓

Unmittelbare Äußerungen der Patientin: Was ist geschehen?: Lächelnd sagte sie: *"Ich habe einen schönen strammen Bauch"* und sie tätschelt ihn. Hatte einen totalen Asthma-Anfall, der nach zwei Stunden vorüberging. Ich schlief, als er anfing, etwa gegen 3 Uhr nachts (Lungen-Zeit).

Gab es irgendwelche Veränderungen?: Ich hatte einen schwachen Migräne-Anfall, aber ich denke, ich hatte ihn vielleicht deshalb, weil ich so zornig über meine Mutter war. Ich habe ein bißchen Ausschlag bekommen.

Wie fühlen Sie sich jetzt?: Erstaunlich gut heute.

Irgendwelche Veränderungen beim:

Stuhlgang: besser, ziemlich feste Stühle
Wasserlassen: nach der letzten Behandlung habe ich vormittags eine Menge ausgeschieden.
Schwitzen: nicht übermäßig, obwohl gelegentliche Schweißausbrüche.
Schlafen: viel besser, keine Tabletten diese Woche.
Nahrung/Appetit: bald werde ich Gemüse essen *müssen* (die Stühle werden fester).

Fühlen Sie insgesamt, ob etwas mit ihnen geschieht?: Ich habe ein starkes Bewußtsein von mir selbst und von dem Boden, auf dem ich stehe.

Fragen der Patientin: Was werden Sie heute tun?

Antwort/Bemerkungen/Erklärungen der Akupunkteurin: Als ich ihren Puls las, erkannte ich, daß der Prozeß des Ausgleichens von der letzten Behandlung her noch andauerte, und ich entschloß mich, sie mit der Behandlung nicht zu überfordern und sie noch eine weitere Woche in Ruhe zu lassen. Als ich ihr das sagte, war sie genauso froh wie ich, daß sie sich so gut macht.

Vorschläge: Sie hat das tiefe Atmen durchgeführt und damit begonnnen, etwas Gemüse zu essen. Ich habe ihr vorgeschlagen, sie sollte weiterhin das essen, worauf sie Lust hat, und sie solle noch stärker gefühlsmäßig auf sich selber vertrauen.

TECHNISCHE DATEN

Puls-Bild vor der Behandlung:

II	—	I	✓	IX	—1/2	X	—1/2
VII	✓ +	VIII	✓ +	XII	✓ +	XI	✓ +
III	—	IV	✓ —	V	—	VI	—

Akabane: ziemlich ausgeglichen, obwohl ich wiederum die Stabilität von X in Frage stelle... Ich will ihm Zeit geben, sich zu klären.

Chou: der untere Chou ist etwas wärmer als früher.

Färbung: noch immer ziemlich weiß, Blau nicht mehr so hervorstechend.

Geruch: weniger deutlich faulig, etwas mehr verrottet.

Durchgeführte Behandlung: Keine

Bemerkungen zur durchgeführten Behandlung: siehe oben.

Puls-Bild nach der Behandlung: siehe oben

Kommentar zu dieser Behandlungs-Sitzung — Überblick über den Prozeß: Weil der Prozeß des Energie-Ausgleichens gemäß dem Gesetz von Huang-Ti — dem Gesetz der Heilung — verläuft, müssen wir in Betracht ziehen, daß die Körpergeistseele Zeit braucht, um das Erforderliche zu tun. Übermäßig zu behandeln hieße, daß man die Entwicklung zu beschleunigen versucht, so daß sie sich schneller vollzieht als sie sollte. Weil die Akupunktur im Grunde ein System zur Lenkung der Energie ist, wollen wir nicht zu viele verschiedene Wege öffnen, um nicht Verwirrung zu stiften.

IV

Patientin: Frau

Datum: 4. Januar

Behandlung Nr.: 4

Uhrzeit: 13.30 Uhr II (Dünndarm)

Tagebuch erhalten: ✓

Unmittelbare Antworten der Patientin: Wie ist es Ihnen ergangen? Eine Menge Anspannung im oberen Teil der Brust.

Gab es irgendwelche Veränderungen?: Ich bin über das Ekzem an meinen Händen beunruhigt. Es schwillt zu eitrigen Wunden an und näßt. Ich habe Salbe darauf getan. Als Näherin bereitet mir das große Probleme.

Wie fühlen Sie sich jetzt?: Nicht so gut wie neulich. Mir ist aufgefallen, daß die Angst, die ich mein ganzes Leben lang gehabt habe, fort ist. Kummer ist eine Angwohnheit. Ich habe ein wenig versucht, mich davon zu befreien.

Irgendwelche Veränderungen beim:

Stuhlgang: im ganzen besser; nicht mehr als 2 pro Tag — einmal gut, einmal dünn.

Wasserlassen: schwierig aufzuschreiben. (Ich habe das nicht verstanden.)

Schwitzen: dasselbe
Schlafen: gut
Nahrung/Appetit: gut, aber ich habe eindeutig Untergewicht.

Haben Sie insgesamt das Gefühl, daß etwas mit Ihnen geschieht?: Ich fühle, daß im Innern das Asthma noch immer vorhanden ist und versucht, herauszukommen. Es macht mir ein bißchen Angst, weil ich Erstickungsgefühle bekomme, aber ich fühle mich tatsächlich innerlich stärker.

Fragen der Patientin: Was werden Sie heute tun? (Sie möchte es genau wissen und bemüht sich, die Behandlung so gut es geht zu unterstützen; so versuche ich, ihr mit den Worten der Akupunktur alles zu erklären.)

Antworten/Bemerkungen/Erklärungen der Akupunkteurin: Es liegt etwas Klares in den Pulsen, das bis heute nicht da gewesen ist. Das Erde-Element erscheint sehr deutlich als ein Speicher überschüssiger Energie. Es muß in sich gefestigt werden, so daß wir uns an seine Stärke halten können, um das Metall zu unterstützen. Gemäß dem Gesetz der Fünf Elemente ist die Erde die Mutter des Metalls.

Besondere Vorschläge für die Patientin: Sie soll sich ihrer Verbundenheit mit dem Element Erde bewußt sein, ihrem eigenen Geerdetsein.

TECHNISCHE DATEN

Puls-Bild vor der Behandlung:

II	—	I	✓	IX	—	X	—1/2
VII	✓ +	VIII	✓+	XII	+	XI	+
III	—	IV	—	V	✓—	VI	—

Akabane: x ist stabiler.

Chou: Noch immer unausgeglichen, aber keine so großen Temperaturunterschiede.

Farbe: Noch immer weiß; Gelb (Erde) zeigt sich heute sogar noch mehr als Blau.

Geruch: Ein Gemisch von faulig und verrottet.

Durchgeführte Behandlung: XII 3 — der Erde-Punkt des YINyang-Erde-Meridians wird *Äußerstes Weiß* genannt. Bilaterale Tonisierung, um die Erde zu sich selbst zu rufen. (Dieser Punkt ist während der Schwangerschaft verboten, was uns einen Eindruck von seiner Kraft und seinem Wesen vermittelt. Ich kann mir allerdings keinen Reim auf seinen Namen machen.) XI 36 — der Erde-Punkt des YANGyin-Erde-Meridians wird *Bein-Drei-Meilen-Punkt* genannt, zum Teil wegen seiner Lage. Er ist auch ein Ozean der Nahrung und ein Wiedervereinigungspunkt der Energie. 5x Moxa bilateral; anschließend Tonisierungs-Nadel bilateral.

Puls-Bild nach der Behandlung: Die Qualität im Element Erde hat sich verändert, nicht das Volumen.

Bemerkungen zu der ausgeführten Behandlung (Überblick über den Prozeß): Diese Behandlung, besonders XI 36 mit all seinen Verbindungen zur Ernährung und zur Wiedervereinigung der Energie, brachte allen Pulsen eine Menge an Unterstützung — fast so, wie wenn wir durch das Zu-sich-selbst-Rufen des Erde-Elementes auch die ganze übrige Energie herbeigerufen hätten. Es ist zwar Winter, und das Wasser durchläuft seinen Höhepunkt; es wird aber auch über den K'o-Zyklus von der Erde kontrolliert, und wenn die Erde stark ist, können wir etwas von der Stärke in das Defizit des Wassers überführen.

TAGEBUCH DER PATIENTIN

(Es wird hier genau so wiedergegeben, wie sie es geschrieben hat, einschließlich orthographischer und grammatikalischer Fehler.)

18. Dez.: Ich stelle fest, daß ich meine Zähne zusammenbeiße, möglich, daß ich das oft getan habe, und vielleicht ist es die Ursache eines Zahn-Stumpfes, der mir manchmal Schmerzen macht. Wurde es in früheren Notizen aufgeschrieben, daß die Fieberanfälle für kurze Zeit zurückgekommen sind.

Lieber Gott und der Wahrheit dienen als danach streben, sich selbst zu dienen (oder den Menschen über Gott stellen). Ich würde sagen, daß die Ursache der Störungen meines Bauchs (sie verwendet diesen Ausdruck als eine Beschreibung ihres Durchfalls) das war, daß ich mich einer Gruppe angeschlossen hatte, die Gott und der Wahrheit diente, und dann plötzlich drehte ich mich um und tat das Gegenteil. Mir gefiel es nicht, weil ich sie weder mochte noch ihren Weg gehen wollte, und sie versuchten mich auf ihren neuen Weg zu zwingen. Nun, ich bin entkommen und habe — sozusagen allmählich — das Ungleichgewicht so weit ich es kann ins Gleichgewicht gebracht.

Nun hoffen wir, Akupunktur wird das Übrige erledigen. Hauptfaktor Angst, Kummer, Ärger führte zu tiefer Depression, bin aber hoffentlich durch und genug Freude kommt zurück.

19. Dezember: Stuhl beinahe normal, aber ein wenig flüssig.

20. Dezember: Seit 3 oder 4 Tagen habe ich jetzt ein starkes Verlangen, Grünzeug zu essen. Eng und schwer in der Mitte der Stirn heute vormittag. Einen guten Stuhl vormittags und einen ziemlich guten nachmittags. Erkältung geholt und Halsschmerzen am Abend.

21. Dezember: Ein ziemlich guter Stuhl vormittags. Erkältung. Gedanken über Angst und Wasser... der Ärger meiner Mutter über nasse Strumpfhalter wegen nassem Schlüpfer und Bett — Angst vor einem Luft-Verschluß in den Wasser-Röhren — Angst, als ich auf dem Fluß in einem Boot mitgenommen werde, verursacht durch das, was, wie der Mann sagte, im Wasser war. Der Chirurg, der die Hysterektomie durchführte, sagte, ich müsse als Kind große Schwierigkeiten gehabt haben, mein Wasser zu kontrollieren, weil die Gebärmutter auf die Blase gedrückt hat; wie man sieht, wurde der Einschnitt auf der rechten Seite gemacht.

Ein anderer, vielleicht hilfreicher Gedanke — als ich zum ersten Mal Asthma hatte, war es Mai. Ich war im vorhergehenden September ein Jahr alt. Mein Bruder wurde am 30. April des Jahres geboren, in dem ich zum ersten Mal Asthma hatte. Es ist gut möglich, daß Mutter mit dem einen Haufen Windeln fertig werden wollte, ehe sie mit dem nächsten anfing, und das nicht richtig angepackt hat. Vielleicht ist es genauso gewesen, wie sie behandelt worden ist, als sie jung war.

Seit Jahren hat sie regelmäßig davon gesprochen, wie glücklich die jungen Mütter heute mit Büchern und Kliniken sind, wo sie Ratschläge bekommen können, wie sie für die Kinder sorgen und sie erziehen sollen. Und sie beklagt sich bitterlich, daß es niemanden gab, an den sie sich wenden konnte, und sie ist überzeugt, daß sie kläglich versagt hat. Meine Großmutter war tot. Die Schelte verursachte Angst und Wut. Mein Vater bestrafte mich auch. Es wurde viel gedroht vor einer Bestrafung — ein Klaps kam vor dem Riemen; der Riemen wurde eingeführt, als ich etwa 4 1/2 war, er war ungefähr 40 Zentimeter lang, 4 Zentimeter breit, von rauhem Leder.

Als ich ungefähr 8 war, wurden Süßigkeiten eingeführt, mit besserem Ergebnis. Ich glaube nicht, daß ich den Riemen länger als bis 9 bekommen habe.

22. Dezember: Ich möchte gern ein Stirnband. Sie wollen wissen, wie ich mich fühle? Ich weiß nicht, wie ich mich fühle. Das klingt deprimierend, also muß ich deprimiert sein. Was die Verdrängung der Sexualität betrifft — mit 17 J. hatte ich deswegen beinahe einen Zusammenbruch, als ich im Internat war. Die Direktorin, die ich liebte, erhielt einen Hinweis und streckte ihre Fühler aus, um zu helfen, aber zu der Zeit war ich sehr durcheinander. Mutter wurde ärgerlich, wenn ich das Thema erwähnte. Ich war zu schüchtern, um zu jemand anderem zu gehen, ich schnappte etwas von meinen Schulfreundinnen auf und von den Tieren und kannte die wesentlichen Fakten, ehe ich 9 war. Ich half im Krankenhaus bei der Entbindung der Babies zwischen 18 und 20, aber die ganze Angelegenheit wurde niemals besprochen, und ich habe nichts darüber gelesen, bis ich mit 33 J. eine Katholikin wurde.

Nach der ersten Behandlung fühlte ich Angst, dann Wut, Freude, Mitgefühl, Wut. Sehr deprimiert in der Nacht.

23. Dezember: Ein bißchen deprimiert beim Aufwachen, weinend — frühstückte, froh; es ist ziemlich deprimierend, die Vergangenheit aufzuwühlen. Vielleicht hilft es, darüber zu reden, aber mit Akupunktur können Sie etwas gegen ihre Wirkungen auf die Gegenwart tun, nicht wahr? Was einem Hoffnung und Zuversicht gibt. Leichte Depression um 17 Uhr, von Assoziationen verursacht (beim Besuch eines Cousins in der Nervenheilanstalt). Kummer.

24. Dezember: Stuhl normal. Ein bißchen deprimiert beim Aufwachen — froh nach dem Frühstück — zornig am Abend — ziemlich blutleer den ganzen Tag.

24. und 26. Dezember: Stuhl normal. Die meiste Zeit über deprimiert mit Durchbrüchen von Freude dann und wann für 1/2 oder 1 Stunde, ferner eine besondere Form von Asthma am Abend des 24. bis zum Morgen des 26., nicht ständig.

27. Dezember: Stuhl wie üblich vormittags und viel in sehr sehr kleinen Portionen. Deprimiert und zornig. Behandlung heute nachmittag. Sehr zornig. Schlief gut.

28. Dezember: Ein ziemlich guter Stuhl vormittags, ein bißchen deprimiert und ängstlich fast den ganzen Morgen, Furcht und ängstlich fast den ganzen Tag. Schlief gut. Die Brust etwas eng tagsüber. Was mir in den Kopf kam - ich stehe auf einer festen, schweren Schachtel mit 6 1/2 Jahren und sie kippte und ich kam schwer auf der flachen Seite auf, was mir für viele Wochen Schmerzen im Rücken bereitete, die nicht beachtet wurden. Ebenfalls zu der Zeit, ich war draußen im Auto und mußte sehr lange das Wasser zurückhalten, schmerzhaft.

29. Dezember: Ein guter Stuhl vormittags. Deprimiert und eine etwas enge Brust den ganzen Tag über.

30. Dezember: Wachte nachts um 1 Uhr mit Asthma auf, kein Zischen, eine andere, anhaltende Art, aber eine die ich sehr oft gehabt habe, fing an mit etwa 7 J. denke ich, vielleicht nach obigem Unfall. Die ganze Depression ist weg, als ich letzte Nacht beim Anfall mich aufrecht hinsetzen mußte, war das Atmen schwierig, dauerte 1 1/2 Stunden, schlief, froh, die Brust frei heute morgen. 1 guter Stuhl vormittags. 1 1/2 Stunden nach dem Aufstehen kümmerte ich mich um das Betanken des Ofens, die Brust eng hin und wieder über den ganzen Tag, etwas deprimiert, froh.

1. Januar: Guter Stuhl, ein bißchen ekelhaft, fühle mich wie gestern.

2., 3. Januar: Ungefähr so wie oben, am 3. aber eine sehr gute Nacht, keine Schmerzen, am Morgen froh, 1 guter Stuhl, ein bißchen Angst vor der kommenden Behandlung.

4. bis 7. Januar: Ähnlich wie in den letzten paar Tagen. Als erstes ein bißchen schwindelig, ein wenig ängstlich, zornig, froh, abwechselnd, schwache Depressionen abwechselnd mit Freude und Lachen. Seit 4. Jan.

ist die Enge in der unteren Brust weg.

7. Januar: Stühle vormittags 1 gut, 1 locker, den ganzen Tag froh mit stellenweise leichter Ängstlichkeit. Mir ist seit 2 oder 3 Tagen aufgefallen, daß die Angst, an der ich seit der Kindheit leide, jetzt verschwunden ist (vielen, vielen Dank). Wenn ich von Ängstlichkeit spreche, ist das eine Art Kummer (die alte Angst ist vielleicht die Hauptursache meiner Sorgen), diese Kummer-Ängstlichkeit ist eine schlechte Angewohnheit von mir, die ich jetzt zu korrigieren versuche, friedlich und stetig.

11. Kapitel

WER KOMMT ZUR AKUPUNKTUR BEHANDLUNG?

Das folgende sind zehn Kurzbiographien von Patienten, die untersucht und behandelt worden sind. Jede beinhaltet etwas über Vorstellungen, Schwierigkeiten, Lernschritte und Aspekte dieser Heilkunst. Die Diagnose und die Behandlung in der Traditionellen Akupunktur achten auf die Komplexität und die Einzigartigkeit jedes einzelnen Menschen.

M.W. ist eine Frau von 70 Jahren. Sie ist nach dem Tode ihres Mannes vor einigen Jahren *"weggetreten"* und lebt seitdem in einem privaten psychiatrischen Heim. Die Symptome, deretwegen sie kommt, sind Schmerzen in ihrem Magen, tiefe Depressionen und Angst. In der Untersuchung wird deutlich, daß die Depressionen und die Angst sie am stärksten beunruhigen, und daß ihr Problem sehr alt ist. Von allen Patienten in diesen Berichten ist diese Frau für mich am schwierigsten zu behandeln, weil ihre Bedürfnisse so gewaltig und tief sind. Ich fühle mich müde, wenn sie geht, als ob ich die ganze Arbeit gemacht hätte. Ihre Tabletten und die ihr eigene Hoffnungslosigkeit machen anscheinend jede Behandlung wieder zunichte. Dieses Beispiel zeigt sehr gut, wie schwierig es ist, wenn die Westliche und die Chinesische Heilkunde nicht gut miteinander harmonieren.

G.H. ist ein Mann von 42 Jahren, der wegen *Migräne* kommt. Weil er sich bei der Untersuchung sicher und vertrauensvoll fühlt, enthüllt er, was er in seinem Innern am meisten zurückgehalten hat — seinen Wunsch, Frauenkleider zu tragen. Es war, als ob ein innerer Dammbruch einen Aufruhr ausgelöst hätte. Noch nie hatte er es jemandem erzählt. Er ist ein besonders gutes Beispiel für den Begriff der Körpergeistseele, weil er die Verbindungen zwischen seinem gefühlsmäßigen und körperlichen Selbst sehen und herstellen kann. Er kann es jetzt mit Bestimmtheit sagen, wann ein Kopfschmerz sich einstellt und ihn unter Kontrolle halten. Wir haben ein ausgezeichnetes Verhältnis.

F.J. ist eine Frau von 33 Jahren, eine Krankenschwester — ein wichtiger Umstand, denn aufgrund ihrer Westlichen Ausbildung ist sie der Akupunktur gegenüber sehr skeptisch und mißtrauisch. Ihr Leiden sind Schmerzen im unteren Bereich der Lendenwirbel, ein *Ischias-Schmerz*, der als *Bandscheibenvorfall* diagnostiziert worden ist; sie hat außerdem Übergewicht.

Sie zeigt sehr wenig Gefühl, besonders die Wärme anderen gegenüber fehlt ihr. Interessanterweise spürt sie jede Nadel und reagiert sehr schnell auf die Behandlung. Nach der zweiten Behandlung war ihre Energie ziemlich ausgeglichen, und ihre Symptome waren verschwunden.

R.A. ist eine Frau von 37 Jahren, in einem politischen Prestige-Beruf, was in mindestens zweierlei Hinsicht bedeutsam ist — jeder weiß, daß sie behandelt wird und dabei voller Erwartung ist, und sie steht permanent unter dem Druck, sich darzustellen. Der Westlichen Medizin gegenüber bringt sie Bitterkeit zum Ausdruck, weil sie als hoffnungsloser Fall von *Polyneuritis* (Erkrankung einer Vielzahl von Nerven) diagnostiziert worden ist, und auch wegen einer Schilddrüsenoperation vor fünf Jahren, die ihr Depressionen und unerträgliche Kopfschmerzen einbrachte, die sie vorher nie gehabt hatte. Sie liest begierig Akupunktur-Bücher und fragt jedesmal, welchen Punkt ich benutze und was ich im Verlauf der Behandlung mache. In einem Akupunktur-Buch hatte sie gelesen, daß Polyneuritis nicht durch Akupunktur geheilt werden könne, und sie kam sehr niedergeschlagen wieder. Wer so etwas schreibt, geht in die gleiche Falle wie die Westliche Medizin; er hat die traditionelle chinesische Auffassung von der Individualität und der Ganzheit jedes Menschen und seiner Lebenskraft nicht verstanden. Tatsächlich verändern sich allmählich die Schmerzen und Beschwerden in ihrem ganzen Körper. Sie hatte ganze Tage der Erleichterung, obwohl ihre Pulse bis jetzt die Energie-Veränderungen zwischen den Behandlungen noch nicht aufrecht erhalten haben.

J.C.A. ist ein Mann von 36 Jahren; er kommt wegen der *Menière'schen Krankheit*. Er hat ein ständiges Rauschen in seinem linken Ohr, gelegentlich Schwindelanfälle und Gleichgewichtsstörungen. Es ist ihm gesagt worden, damit müsse er leben. Er gibt offen zu, daß Akupunktur seine letzte Zuflucht ist. Er liebt Musik, und er ist Professor; das bedeutet, er muß sich konzentrieren können — das Geräusch aber macht ihn schier verrückt. Seit der Behandlung haben sich seine Stimmung und seine Konzentration 100% verbessert, sagt er, obwohl es bis jetzt noch keine deutliche Veränderung des Geräusches gibt. Wenn ich jedoch seine Pulse an beiden Handgelenken in der dritten Position nehme, ändert sich das Volumen des Geräusches. Das ist ein hoffnungsvolles Zeichen, weil es von der Möglichkeit zeugt, das Geräusch zu verändern; für wie lange allerdings, bleibt abzuwarten. Dieser Patient will nicht das Geringste über Akupunktur wissen; er will einzig und allein, daß das Geräusch verschwindet. Deshalb fiel es ihm schwer, das Konzept des Energie-Ungleichgewichts zu verstehen, denn er sieht das Symptom als die Ursache an.

D.H. ist eine Frau von 35 Jahren, die gerade ihre zweite Abtreibung innerhalb eines Jahres hinter sich hat. Ihre Energie ist niedrig, ihre Konzentration schwach, und sie kann keine Entscheidungen treffen und nicht bei einer Sache bleiben. Sie ist seit zwei Jahren geschieden, niedergeschlagen, einsam und will verzweifelt weitere Kinder *im richtigen Zusammenhang*. Sie hat eine 8-jährige Tochter. Diese Patientin haßt die Nadeln und sagt oft, daß sie wehtun, oder sie zuckt zusammen, bevor sie gesetzt werden. Und dennoch — nach der ersten Behandlung fühlte sie sich innerlich ruhiger und konnte sich viel besser konzentrieren. Sie begann, die Anti-Baby-Pille zu nehmen — was sie wiederum völlig durcheinander brachte. (Sie hat bereits 9 oder 10 verschiedene Sorten der Pille ausprobiert und keine davon vertragen.) Ihre Pulse waren chaotisch. Als sie mir das von der Pille berichtete, schlug ich ihr vor, in den nächsten fünf Wochen nicht zur Behandlung zu kommen, bis sie einen Zyklus mit der Pille hinter sich hätte — ich wollte wissen, ob sich ihr Körper selbständig an die Pille anpassen oder sie abstoßen würde. Ich konnte kein klares Puls-Bild erstellen, und ich werde in fünf Wochen erfahren, ob sich ihr Energie-Gleichgewicht auch mit der Pille aufrecht erhalten kann. Das geht übrigens nicht allen Frauen so.

B.J. ist ein Mann von 26 Jahren, der sich darüber beklagt, daß er ein *Bündel voller Spannungen* ist; er war jahrelang in einer Psychoanalyse gewesen. In diesem Fall geht es um einen Menschen mit gefühlsmäßigen Qualen, aber nur geringfügigen körperlichen Beschwerden; im Nacken allerdings verknotet sich alles fürchterlich bei ihm, wenn er angespannt ist. Während der Behandlung spielt er phrasenhaft psychologische Theorien ab, wie eine Schallplatte, die *festhängt*; deshalb fordere ich ihn häufig auf, während der Behandlung still zu bleiben. Das hilft enorm und hat ihm mehr Klarheit gebracht, als er lange Zeit gehabt hat; er kann so einsehen, daß er nicht jeden zu einer *Figur* in seinem Spiel machen muß, sei es Vater oder Mutter oder wer auch immer.

D.L. ist ein Mädchen von 12 Jahren. Ihr Vater, ein Patient unserer Klinik, schickte sie zur Untersuchung und Behandlung. Ihre linke Gesichtshälfte ist gelähmt — wenn sie lacht, spricht oder ihr Gesicht bewegt, bleibt die linke Seite starr, auch wenn sie ihr keinerlei Schmerzen bereitet. Sie trägt Zahnklammern. Diese Fallstudie zeigt, wie leicht die Energie eines jungen Menschen ausgeglichen werden kann, wenn er im Frühstadium des Ungleichgewichts behandelt wird. Diese junge Patientin war voller Angst und Elend — die Enge, die sie zu Hause empfand, war eine — und nicht die kleinste — ihrer Schwierigkeiten. Nach drei Behandlungen verschwand die Lähmung vollständig. Das Mädchen kommt jetzt beim Wechsel der Jahreszeiten und läßt sich ihre Pulse lesen — sie hat das Konzept der Präventiv-Medizin schon früh verstanden. Dies ist im Grunde das Ziel und die große Leistung der Chinesischen Heilkunde.

S.W. ist ein schwarzer Mann aus Sambia; wie alt er nach westlichem Maßstab ist, weiß er nicht: "*In meinem Land messen wir die Zeit nach bedeutenden Naturereignissen, wie etwa eine Überschwemmung oder eine Stammesrevolte.*" Seitdem er sein Land verlassen hat, ist er in seinem Körper zusehends verspannter geworden, nicht *fließend*. Das fällt ihm selbst auf, wenn er Karate macht. Er ist zerfahren, wenn er Leute trifft, und er trinkt sehr viel Alkohol, um sich zu lockern. Als er zum ersten Mal kam, war er gespannt wie ein Bogen, und er sagte mir Dinge wie z.B.: "*Ich hatte früher nie das Gefühl, daß mein Körper und meine Seele verschieden sind — jetzt habe ich es.*" Ich hatte das Gefühl, er würde explodieren. Seine Erde-Pulse waren zu stark; ihre Energie mußte verteilt und besänftigt werden. Das gelang in nur vier Behandlungen, denn seine Körpergeistseele fand schnell die Ausgeglichenheit und Harmonie, die sie nötig hatte.

S.M. ist eine Frau von 54 Jahren, sie leidet an *Migräne*. In dieser Fallstudie geht es zwar ebenfalls um Migräne, aber um einen ganz anderen Fall als den oben geschilderten, und deshalb führe ich ihn an. Die Kopfschmerzen dieser Frau rührten aus der Blockierung in der Energie der Holz-Meridiane her und beeinflußten sämtliche Aspekte des Beurteilens, Planens und Entscheidens. Mit dieser Blockierung geht eine Menge Frustration innerhalb des Körpers einher, weil ein Teil seiner Funktionen bei ihrer Arbeit versagt. Offensichtlich hatte dieser Patientin seit Jahren niemand mehr zugehört — sie konnte zwei Stunden lang buchstäblich nicht aufhören zu reden. Beim Sprechen über die Kopfschmerzen, wann sie kommen und was damals geschah, als sie zum allerersten Mal auftraten, erkannte sie selbst eine Menge von der Blockierung. Seit einigen Wochen hat sie jetzt keinen Anfall mehr gehabt, und sie fühlt sich in sich selber besser, als sie sich seit Jahren gefühlt hat.

WER KOMMT SONST NOCH ZUR AKUPUNKTUR-BEHANDLUNG?

Eine Frau, die seit sechs Jahren Durchfall hatte, seitdem sie sich vom katholischen Glauben losgesagt hat, weil er modern wurde; ein Mann, dessen unterer Rücken taub ist, der seine Arbeit haßt und jeden Morgen in einem Zustand von Panik und Besorgnis erwacht; eine junge Frau, eine Epileptikerin, die Übergewicht hat und unglücklich verheiratet ist; eine Frau mit Migräne, sie kann keine Entscheidungen treffen; ein Mann mit Arthritis in den Knien und viel Geld, aber wenig Freude; eine alte Frau, sie ist Diabetikerin und verliert ihre Haare; eine schlichte junge Frau, die keine Freunde hat; ein Student, der Kopfschmerzen hat und sich nicht konzentrieren kann; eine Hausfrau, die ihr Heim aus Angst vor anderen Menschen nicht mehr verlassen kann.

Eine Frau, die seit 17 Jahren Asthma hat; ein Mann, dessen Pupillen sich infolge seiner Arbeit in der hellen afrikanischen Sonne nicht mehr weiten; eine Frau mittleren Alters, die seit sechs Monaten ununterbrochen die Monatsblutung hat, sie sorgt sowohl für ihren alternden Vater als auch für ihre Familie, und sie arbeitet auch noch in einem Büro; der Direktor einer Jungen-Schule, dessen unterer Rücken ständig schmerzt und der seine Arbeit verabscheut; ein 68-jähriger, erfolgreicher Geschäftsmann, er hat Arthritis in den Knien und ist taub und er mag seiner Frau nicht zuhören.

Eine Frau mit Multipler Sklerose und Traurigkeit in allen Knochen; eine junge Frau, die von einem Motorrad-Unfall ein verstümmeltes Bein mit chronischen Schmerzen zurückbehalten hat; ein Hippie mittleren Alters, er ist impotent und befürchtet, daß sein Herz schwach ist; ein schwer arbeitender Eisenbahner mit Asthma, Bluthochdruck und seit Jahren ohne sexuelle Kontakte zu seiner Frau, sein Hobby ist das Orgelspielen; ein junger Student voller Lebenskraft, der aber Heuschnupfen bekommt und solange auf seinen Nägeln kaut, bis sie bluten; eine Japanerin, die seit ihrer Geburt an Verstopfung leidet, sie kann nur auf der Toilette ihres eigenen Hauses abführen; eine Frau mit Übergewicht und Arthritis-Knoten im Rücken und in den Knien, deren Mann schwer krank war und jetzt impotent ist.

Eine Tänzerin des New Yorker Balletts kam für eine Behandlung, ihr rechtes Bein war seit einem operativen Eingriff vernarbt, geschwollen und voller Schmerzen; sie hatte es von ihrem übrigen Selbst abgetrennt. Eine Nonne, die einen Nervenzusammenbruch gehabt hatte und befürchtete, daß sie auf den nächsten zusteuere; eine junge Frau mit hungrigen Augen, Migräne, zwei kleinen Kindern und unglücklich verheiratet; ein Mann, der nicht wegen eines bestimmten Symptoms kommt, sondern weil er ausgeglichener werden und einer Krankheit vorbeugen will; ein Zeitungsreporter, der einen Artikel über Akupunktur schreiben will und persönlich erfahren möchte, wie es ist, und der an chronischen Schlafstörungen leidet; ein Zahnarzt, der zuviel trinkt und weiß, daß ihm das nicht guttut, besonders deshalb, weil seine Sehkraft darunter leidet; eine Psychoanalytikerin, die es gelernt hat, ihre sämtlichen körperlichen Prozesse unter Kontrolle zu halten, mit Ausnahme einer seltsamen Blutkrankheit, weshalb sie sich täglich eine Injektion verpaßt.

Eine junge Frau, sie hat zwei Fehlgeburten gehabt und kann nicht schwanger werden; eine alte Frau, von Kopf bis Fuß voller arthritischer Schmerzen, sie begannen vor zehn Jahren, als ihr Lebenspartner starb; eine Frau, die einen Ehemann und verschiedene Affären gehabt hat, sie kann keinen Höhepunkt erreichen und hat in jedem Winter einen Blasenkatarrh; eine 67-jährige Frau, die geduldig Durchfall und Blasenschwäche erträgt, voller Angst ist und bei keiner Sache bleiben kann; ein junger Mann, drogenkrank und unfähig, mit seinem Leben fertig zu werden; eine Frau, eine Alkoholikerin, die dringend Freunde braucht; ein Tierarzt, der das Gefühl hat, daß ständig Insekten an seinem Bein hochkrabbeln; ein achtjähriger Junge mit einem nervösen Zucken auf der linken Seite, einem Spasmus, bei dem sich sein Gesicht, sein Arm und sein Bein unkontrollierbar verkrampfen.

Jeder, der uns um Unterstützung bittet, ist ein Mensch, der als Ganzes um Hilfe ruft, nicht nur mit seinem Rücken oder seinem Kopf oder seinem Bein, sondern aus seinem wirklichen Zentrum heraus.

WER BIN ICH, DIE AKUPUNKTEURIN?

Akupunktur bedeutet für mich eine ständige Herausforderung, zu wachsen und die menschliche Natur zu verstehen. Ein Mensch kommt zu mir und bittet mich — oftmals verzweifelt — um Hilfe. Ich bemühe mich, herauszufinden, wer er ist und was er braucht, um gesund und erfolgreich zu sein. Ich habe Zweifel, ob ich seine Bedürfnisse wirklich klar erkennen kann. Mein eigenes Leben geht durch Höhen und Tiefen — auch an mir geht das Auf und Ab des menschlichen Daseins nicht vorbei. Wie kann ich jemandem nützen? Denke ich denn, ich sei die Frau, die Antworten im Überfluß besitzt? Mache ich es denn meiner eigenen Lebenskraft möglich, stark und rein zu fließen? Was tue ich mit meinen eigenen Bedürfnissen und meinen eigenen Schwierigkeiten, wenn ich eine Patientin bei mir habe? Bin ich eine Heilerin?

Mit diesen Fragen — und noch vielen anderen — werde ich in meinem Beruf konfrontiert. Ich bin Dianne — das Ergebnis der Erfahrung von 30 Jahren, die ich gelebt habe. Ich bin zunächst Dianne, dann erst die Akupunkteurin. Ich bin Unsicherheit und Zuversicht, Zusammenzucken und Lächeln, Biest und Prachtstück. Etwas, das mir viel bedeutet, hält die Spiele des Lebens draußen vor meiner Tür, wo ich sie sehen und rufen kann, in der Überzeugung, verborgene Erwartungen zu *entdecken*, wenn ich mich anstrenge, klar und rein in meiner Liebe zu sein. Ich bin verwundbar; ich möchte geliebt werden; ich kann ungeheuer zornig werden. Manchmal bin ich voller Selbstmitleid und ohne Würde, dann wieder stolz und eingebildet.

Als Akupunkteurin vergesse ich meine eigene Geschichte. Eine Patientin kommt zur Behandlung herein und ich fühle mich in ihre Lebensgeschichte hineingezogen. Ich höre aufmerksam zu. Niemand sonst in der Welt existiert. Wie Penelope webt sie, und ich bin aufmerksam, um zu verstehen, was sie webt — betrachte die Farben, die Muster, die Strukturen. In sie versunken frage ich sie, wer sie ist. Was sie mir sagt und was ich sehe, schreibe ich auf. Manchmal ist ihre Geschichte erschreckend, und ich fühle Entsetzen; dennoch protokolliere ich es so, wie sie es sagt. Manchmal ist die Geschichte traurig und voller Sehnsucht, und doch gehört sie zu ihr, und ich lerne, sie ihr zu lassen, ohne sie auch zu der meinigen machen zu müssen.

Manchmal ist die Geschichte unklar und verwickelt, manchmal verschlungen und seltsam, doch habe ich weder ein Urteil zu sprechen, noch eine Schuld zuzuweisen. Ich bin mir oft der Vertrautheit und der Nähe in einer Untersuchung bewußt — ich fühle die Dinge so, wie sie ein anderer fühlt.

Es gibt Zeiten, in denen es mir schwerfällt, klar zu bleiben. Einmal fühlte ich mich in einer Untersuchung mit einem sehr feindseligen Menschen persönlich betroffen, anstatt die Feindseligkeit als Symptom und als Hilferuf anzusehen. Weil ich in einer Gemeinschaftspraxis arbeite, kann ich mich an meine Kollegen wenden, und sie helfen mir, diese Vorgänge zu verstehen. Ein anderes Mal, als sich eine Patientin die gesamte, zweieinhalbstündige Untersuchung lang nur beklagte und jammerte, fühlte ich mich völlig erschöpft und übernahm ihren Überdruß. Das ist ein interessantes Phänomen... das Aufgreifen der Symptome einer Patientin: es kommt anscheinend regelmäßig bei den Studenten der Akupunktur vor, die gerade erst damit anfangen, Verantwortung im Behandlungszimmer zu übernehmen. Vielleicht sind es die Ängste und die innere Spannung, vielleicht ist es ein Aufeinandertreffen der Unausgeglichenheit von Patient und Akupunkteur, vielleicht ist es einfach ein Verteidigungsmechanismus; was auch immer es ist, das Symptom ist sehr real.

Ich erinnere mich an einen Abend, zu Beginn meiner Akupunkturtätigkeit; ich hatte eine Frau behandelt, die einen hartnäckigen Schmerz im Bereich ihres linken Eierstocks hatte. An jenem Abend hatte ich für etwa eineinhalb Stunden einen ähnlichen Schmerz über meinem linken Eierstock. Das war das erste und das einzige Mal, daß ich dort so einen Schmerz hatte. Ich denke, wenn die Akupunkteurin nicht in bester Verfassung ist, wird sie wahrscheinlich die Symptome der Patientin für sich übernehmen, denn die Untersuchung und die Behandlung arbeiten auf einer sehr grundlegenden, tiefen Energieebene — und es gibt eine intensive Wechselbeziehung zwischen der Patientin und der Akupunkteurin. Das ist einer der Gründe, warum es für die Akupunkteurin so notwendig ist, klar und ausgeglichen zu bleiben. Und doch passiert es nicht selten, daß Symptome ihren Besitzer wechseln, auch wenn sie, im eigentlichen Sinne, nicht ansteckend sind. Auch in anderen Lebenssituationen, in Liebesbeziehungen z.B., können aus einem aus der Fassung geratenen Partner leicht zwei werden, wenn der andere Partner nicht in der Lage ist, klar zu bleiben, oder wenn er anfängt, die Verantwortung für die Situation zu übernehmen.

Jetzt drängt sich Ihnen vielleicht eine Frage auf... Wie kann eine ganz normale Person mit Höhen und Tiefen in ihrer ganzen Unvollkommenheit eine objektive Akupunkteurin sein? Können Sie sicher sein, daß die Informationen, die Sie von den Patienten erhielten, nicht ihrer eigenen Projektion entsprungen sind? Eine gute Frage! Ich glaube, so etwas wie ein objektives Etwas gibt es nicht, den objektiven Akupunkteur eingeschlossen. Es ist immer ein Teil von mir in dem, was ich tue. Genauso wie die Patientin ein einzigartiges Individuum ist, das sein Leben in jedem Augenblick rekapituliert, bin auch ich einzigartig und rekapituliere mein Leben in jedem Augenblick. Diese Fragen erinnern mich an Margaret Mead, die in ihrer anthropologischen Feldarbeit keine unbeteiligte Beobachterin ist... Die Menschen, die sie studiert, erfahren sie als einen lebendigen, warmen Menschen. In anthropologischen Kreisen wird sie oft wegen ihrer unwissenschaftlichen Methode angegriffen, und dennoch hat sie uns mindestens ebensoviel, oder sogar mehr, als irgendein Anthropologe über die Menschen und die menschliche Natur gelehrt. Es wäre anmaßend, wenn ich mich als Margaret Mead der Akupunktur betrachten würde, aber sie ist mir ein Vorbild.

Das Einzige, dessen ich mir sicher sein kann, ist das, ob ich in jedem Augenblick ehrlich bin. Bin ich es, dann bin ich redlich, was immer ich tue. Für mich bedeutet, objektiv zu sein: klar zu sein. Wenn ich wissen will, ob ich meine Gefühle auf die Patientin übertrage oder nicht, frage ich sie danach. Es ist fast immer möglich, einen Zweifel durch Fragen zu klären. Wenn meine Zuwendung offen und warm ist, und wenn ich versuche, so klar wie möglich zu bleiben, dann ist das alles, was ich tun kann, um die Gültigkeit meiner Wahrnehmungen und meiner Fähigkeiten als Akupunkteurin sicherzustellen.

Es liegt ein tiefer Sinn darin, daß der Körper der Natur und ihren Zyklen folgen sollte. Ich fühle, daß es richtig ist, Harmonie und Ausgeglichenheit als Begriffe für Gesundheit zu benutzen; daß die Menschen im Grunde in ihrer Körpergeistseele gesund sein wollen, daß sie nach Harmonie und Ausgeglichenheit streben. Ich vertraue meiner Körpergeistseele. Manchmal versage ich auch.

Ich empfinde im Behandlungszimmer mit einem Menschen Ehrfurcht und Verantwortung. Ich denke, es hängt damit zusammen, daß mir die große Macht der Lebenskraft bewußt ist. Jede Behandlung ist eine kosmische Aufgabe und erfordert meine äußerste Konzentration. Ich liebe die Intensität und die Integrität, die mein Beruf von mir verlangt. Er ist mehr als ein Job. Er ist ein sehr klar erkennbarer Brennpunkt der Einheit des Lebens. Er verlangt von mir, gleichzeitig Künstler und Wissenschaftler zu sein — immer wieder die Erfahrung eines Menschen in einer Komposition zusammenzufügen. Es ist mein Lebenstraum.

Funktioniert Akupunktur denn wirklich — oder sind Sie lediglich voreingenommen, weil Sie ein persönliches Interesse daran haben? Kann man das beweisen?

Manche Stunden und Tage bin ich eine Agnostikerin, ich denke dann: *Energie, wenn es eine Energie gibt, laß mich dich in den Pulsen fühlen, wenn es so etwas wie Pulse gibt!!* Und doch, trotz meines gelegentlich skeptischen Selbst, geschieht dann etwas, das sich positiv auf die Gesundheit auswirkt. Das stimmt sogar dann, wenn auch die Patientin skeptisch ist — ein Schmerz verschwindet, ein Symptom verändert sich, ein Gefühl des Wohlbefindens kommt auf. Es scheint weder Hypnose noch Placebo noch Glaube zu sein, was die Energie durch die Blockierung hindurch bewegt. Über Tausende von Jahren haben die Chinesen Akupunktur-Behandlungen durchgeführt — sie haben dabei nicht so sehr das westlich-wissenschaftliche *Warum* funktioniert es gefragt, sondern: *Wie*, und welche Fähigkeiten führen zu diesem Wie! Vielleicht wird die Wissenschaft eines Tages ihre Forderung nach einem Beweis dieser Heilkunst erfüllen, genau so, wie sie es auch gelernt hat, die Fragen nach dem Blutstrom zu beantworten, die in jener Zeit gestellt wurden, als die Idee eines Kreislauf-Systems noch ihren Schöpfer aus der Gemeinde der Wissenschaftler verbannt hätte.

Für mich ist es nicht so wichtig, ob und wann die Wissenschaft den Beweis erbringt, daß die Akupunktur so wirksam ist, wie es die Chinesen seit Jahrtausenden gewußt haben, obgleich es eine willkommene Bestätigung wäre.

WIE BIN ICH EINE AKUPUNKTEURIN GEWORDEN?

Ich bin eine Akupunkteurin..., aber das war nicht immer so. Mein eigener Wachstumsprozeß beim Erlernen dieser alten Kunst ist sehr tiefgreifend gewesen. Es ist eine Sache, zu sagen, ich wollte seit meiner Kindheit eine Heilerin werden, aber eine ganz andere, genügend persönliche Stärke zusammenzubringen, um tatsächlich eine Heilerin zu sein. Ich mußte lernen zu sehen — wirklich zu sehen, und es ist, als wäre ich, bis zu diesem Zeitpunkt, mein ganzes Leben lang blind gewesen. Ich mußte lernen zuzuhören — den Tönen von Gesundheit und Krankheit, den Worten von Leben und Tod, und sie in voller Schärfe aufzunehmen. Ich mußte lernen, nach Dingen zu fragen, die die Essenz des Lebens ausmachen — die grundlegenden, einfachen, tiefgreifenden Fragen, die uns etwas darüber sagen, was ein Mensch für sich selbst in seinem Alltag geschaffen hat. Ich mußte lernen zu fühlen — nicht nur die Beschaffenheit der Haut und ihre Temperatur, sondern die Lebenskraft eines Menschen; ich mußte lernen, den innersten, grundlegenden Drang zu fühlen — die Lebensenergie. Wenn ich sage, ich *mußte*, meine ich damit nicht, daß es Vergangenheit ist; ich will vielmehr damit sagen, daß ich jetzt den Anfang gefunden habe, daß ich eben erst beginne zu lernen, was es heißt, ein Mensch zu sein, der sich um das Leben kümmert — eine Heilerin.

LITERATURVERZEICHNIS

Huang Ti Nei Ching Su Wên: The Yellow Emperor's Classic of Internal Medicine. Übersetzt von Ilza Veith, University of California Press, Berkeley, Ca. 1972

The Book of Lieh-Tzu. Übersetzt von A.C. Graham, Ph.D. John Murray Publisher, 50 Albemarle, London, 1960

Lao Tzu: Tao Teh Ching. Übersetzt von John C.H. Wu. Herausgegeben von Paul K.T. Sih. St. John's University Press, N.Y., 1961

Needham, Joseph: Science und Civilization in China. Bd. II, Cambridge University Press, Cambridge, England, 1956.

Porkert, Manfred: Die theoretischen Grundlagen der chinesischen Medizin. Das Entsprechungssystem. Franz Steiner Verlag, Wiesbaden, 1973

Worsley, J.R.: Is Acupuncture for You? Harper & Row, N.Y., 1973 (erscheint demnächst in Deutsch im Plejaden Verlag, Berlin).

The Law of the Five Elements (Chart). Acupuncture, South Colton, N.Y., 1972

The Meridians of Ch'i Energy (4 Charts). Acupuncture, South Colton, N.Y., 1972.

The Acupuncuturist's Therapeutic Pocket Book. The Centre for Traditional Acupuncture, Columbia, Md., 1975

Seminar-Notizen aus den Jahren 1971 bis 1975.

ANMERKUNGEN

Die Seitenzahlen ohne Angaben eines Autors beziehen sich auf *Nei Ching*, die Liste der vollständigen Titel befindet sich im *Literaturverzeichnis* auf der vorigen Seite.

1. Kapitel — Einführung in die Fünf Elemente

1. S. 136
2. S. 10
3. S. 152
4. Needham, S. 76
5. Lao Tzu, S. 93
6. Lao Tzu, S. 29
7. Lao Tzu, S. 7
8. Lieh-Tzu, S. 7
9. S. 198
10. Lieh-Tzu, S. 7
11 S. 149

2. Kapitel — HOLZ

1. S. 144
2. S. 154
3. S. 125
4. S. 102
5. S. 137
6. S. 175
7. S. 133
8. S. 118
9. S. 147
10. S. 109
11. S. 199
12. S. 200
13. Veith, S. 23
14. S. 141
5. Needham, S. 244
16. Veith, S. 34
17. S. 207
18. S. 222
19. S. 169
20. S. 139
21. S. 140
22. S. 118
23. S. 112
24. Porkert, S. 98
25. S. 123
26. S. 110
27. S. 108
28. S. 107
29. S. 139
30. S. 208
31. S. 222
32. S. 215
33. S. 154
34. Porkert, S. 100
35. Porkert, S. 127
36. S. 206
37. S. 206
38. S. 206
39. S. 175
40. S. 124

3. Kapitel — FEUER

1. S. 141
2. S. 154
3. S. 102
4. S. 175
5. S. 110
5a. S. 133
6. Porkert, S. 105
7. Worsley, Seminar-Notizen
8. S. 133
9. Porkert, S. 128
10. S. 133
11. S. 133
12. S. 104
13. S. 226
14. S. 118/9
15. S. 147
16. S. 148
17. S. 141
18. Veith, S. 23
19. Needham, S. 245
20. S. 112
21. S. 119
22. S. 207
23. S. 111
24. S. 107
25. S. 242
26. S. 196
27. S. 122
28. S. 169
29. S. 140
30. S. 119
31. S. 207
32. S. 207
33. S. 110
34. S. 243
35. S. 139
36. S. 208
37. Porkert, S. 105
38. Porkert, S. 128
39. S. 162
40. S. 143
41. S. 203
41a. S. 209
42. S. 184
43. S. 176
44. S. 172
45. S. 173
46. S. 163

4. Kapitel — ERDE

1. S. 141
2. S. 148
3. S. 184
4. S. 133
5. S. 146
6. Needham, S. 244
7. S. 140
8. S. 169
9. Porkert, S. 109
10. Porkert, S. 110
11. S. 169

5. Kapitel — METALL

1. S. 141
2. S. 102
3. S. 176
4. S. 133
5. Porkert, S. 115
6. S. 147
7. Needham, S. 244
8. S. 141
9. S. 207
10. S. 200
11. S. 119

11a. S. 112

12. S. 120
13. S. 140
14. S. 120
15. S. 208
16. Porkert, S. 115
17. Porkert, S. 129
18. S. 164

6. Kapitel — WASSER

1. S. 141
2. S. 177
3. S. 103
4. S. 133
5. Porkert, S. 120/1
6. S. 205
7. S. 133

7a. S. 147

8. S. 147/8
9. Needham, S. 244
10. S. 147
11. S. 206
12. S. 120
13. S. 170
14. S. 208
15. S. 139
16. Porkert, S. 120
17. Porkert, S. 130
18. S. 183
19. S. 174
20. S. 209

7. Kapitel — Die Traditionelle Untersuchung

1. S. 163
2. Veith, S. 42
3. S. 159
4. S. 173
5. S. 150
6. S. 118

8. Kapitel — Die Traditionelle Diagnose

1. Meine empirischen Unterlagen für die folgenden Kapitel stammen aus meiner Zeit an der Akupunktur-Klinik des College für Chinesische Akupunktur in Oaken Holt, Farmoor, Oxford, England. Um die Identität der Patienten zu wahren, sind die Fakten etwas verändert worden.

9. Kapitel — Die Traditionelle Behandlung

2. S. 184
3. Porkert, S. XIV der amerik. Ausgabe
4. S. 157
5. S. 224
6. S. 124
7. S. 150
8. S. 226
9. S. 97/8
10. S. 152
11. S. 154
12. S. 248